十月怀胎

专家指导

岳然　杨培峰 / 编著

中国人口出版社

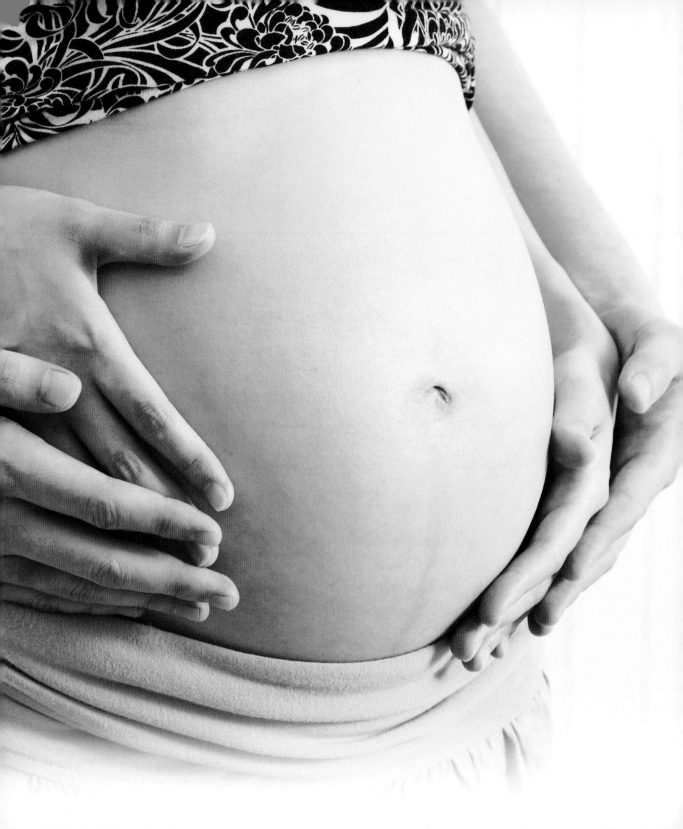

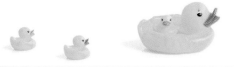

Contents 目录

孕10月胎宝宝发育情况和准妈妈身体变化……………………………………………… 001

怀孕第 *1* 月

饮食营养，全面均衡………………… 006
　本月重点补充营养素——叶酸 …………006
　孕期早餐该如何科学安排 ……………006
　准妈妈怎样吃鱼更健康 ………………007
　准妈妈怎样吃蔬菜水果更营养 ………008
　吃什么可以让宝宝皮肤更好 …………009
　怎样确保孕期饮食卫生 ………………010

日常护理，细心到位………………… 011
　怎样判断自己是否怀孕了 ……………011
　使用早孕试纸时，需要注意哪些问题 …012
　怎么计算预产期 ………………………012
　怀孕了还能拥有性生活吗 ……………013
　怀孕了还可以饲养宠物吗 ……………014
　怀孕日记应该写什么内容 ……………015

疾病防护，安心孕产………………… 016
　整个孕期要进行多少次产检 …………016
　产检时医生一般会问哪些问题 ………017
　产检一般会检查哪些项目 ……………017
　去医院验孕需要注意哪些问题 ………019
　准妈妈该怎样预防感冒 ………………020
　孕早期感冒了怎么办 …………………020

科学胎教，贵在坚持………………… 021
　胎教应从什么时候开始 ………………021
　进行了胎教的宝宝有哪些特点 ………021

准妈妈情绪调节站…………………… 022
　准妈妈的情绪会影响胎宝宝吗 ………022
　准妈妈应注意调节哪些不好心态 ……022
　心情不好时，多和朋友聊聊天 ………023
　孕早期的情绪调节建议 ………………024

目录

怀孕第 2 月

饮食营养，全面均衡 ················· 026

　孕吐期准妈妈应如何保证营养 ········026

　爱吃酸味食物的准妈妈要注意什么 ······027

　准妈妈可以吃辣味食物吗 ·········028

　维生素B₆该怎么补 ···········028

　准妈妈需要喝准妈妈奶粉吗 ·······029

　吃什么可以让胎宝宝发质更好 ······029

日常护理，细心到位 ··············· 030

　如何缓解早晨起床后的恶心感 ······030

　如何减轻孕吐的症状 ·········030

　准妈妈在孕期可以化妆吗 ········031

　准妈妈可以用润唇膏吗 ·········031

　怎样缓解孕早期的疲劳 ·········032

　准妈妈看电视时要注意什么 ·······033

　怀孕初期有少量的出血怎么办 ······034

　孕期发现子宫肌瘤，需要手术吗 ·····034

　准妈妈可以练习瑜伽动作吗 ·······035

疾病防护，安心孕产 ··············· 036

　建档时需要作好哪些准备 ········036

　怎样预防流产 ·············037

　孕早期要注意哪些危险信号 ·······038

科学胎教，贵在坚持 ··············· 039

　每天跟胎宝宝一起听音乐 ········039

　情绪胎教怎么做 ···········039

准妈妈情绪调节站 ··············· 040

　在音乐声中作放松冥想 ·········040

　怎么消除准妈妈的致畸幻想 ·······040

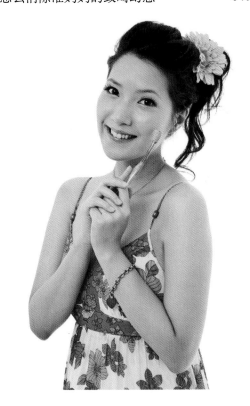

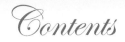

怀孕第 *3* 月

饮食营养，全面均衡……………… 042

　准妈妈能吃冰镇食物吗 ……… 042

　吃什么可以让宝宝视力更好 …… 042

　避免将过敏体质遗传给宝宝 …… 043

　孕期要少吃哪些调味料 ……… 044

日常护理，细心到位……………… 045

　为什么准妈妈会尿频 ………… 045

　尿频准妈妈怎样减少小便次数 …… 045

　准妈妈可以经常泡热水澡吗 …… 046

　阴道分泌物增多了正常吗 …… 046

　孕期该如何护理私密处 ……… 047

　准妈妈如何健康使用手机 …… 047

　准妈妈如何选择合适的胸罩 …… 048

　准妈妈如何选择合适的内裤 …… 048

　准妈妈体重增加多少合适 …… 049

　什么是凯格尔运动 ………… 049

　怎样进行凯格尔运动 ……… 050

　每天应练习几次凯格尔运动 …… 050

疾病防护，安心孕产……………… 051

　孕期牙齿保健 …………… 051

　孕期也要看牙医 ………… 052

预防重于治疗 …………………… 052

高危险妊娠3大对策 …………… 053

科学胎教，贵在坚持 …………… 057

　胎教最不适合做的4件事 …… 057

　抚摸胎教怎么做 ………… 058

孕早期营养菜 …………………… 059

　生姜羊肉粥 ……………… 059

　补脑鱼头汤 ……………… 059

　番茄炒虾仁 ……………… 060

　凉拌菠菜 ………………… 060

　木耳鸡蛋瘦肉汤 ………… 061

　炒鳝丝 …………………… 061

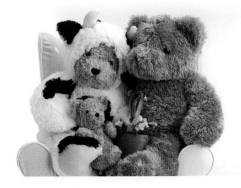

目录

怀孕第 4 月

饮食营养，全面均衡……………………… 063

孕期适合吃什么坚果 ………………063

准妈妈应该如何补锌 ………………064

准妈妈吃海鲜时需要注意什么 ………064

吃什么可以让宝宝长得更高 ………065

哪些食物可以淡化妊娠斑 ………065

日常护理，细心到位……………………… 066

孕期洗澡要注意什么事项 ………066

准妈妈孕期该如何护理头发 ………067

如何预防、减少妊娠纹 ………068

怎样选购称心的孕妇装 ………068

14 招解决孕期失眠问题 ………………069

疾病防护，安心孕产…………………… 071

孕中期定期检查及项目 ………071

特殊产检：畸形儿检查 ………071

如何自己在家测量宫底高 ………072

科学胎教，贵在坚持…………………… 073

语言胎教怎么做 ………073

怎样提高胎教的成效 ………074

专题：区别孕期腹痛的真正原因 …… 075

孕期腹痛的可能因素 ………075

怀孕三阶段引起腹痛原因 ………078

怀孕第 5 月

饮食营养，全面均衡……………………… 082

怎样判断自己是不是缺钙 ………082

准妈妈补钙需要注意哪些问题 ………083

准妈妈需要控制饮食吗 ………084

冬令进补准妈妈必知守则 ………085

日常护理，细心到位……………………… 088

准妈妈该怎样预防黄褐斑 ………088

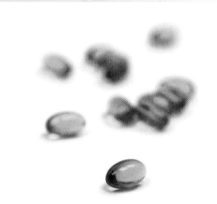

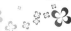 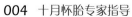

Contents

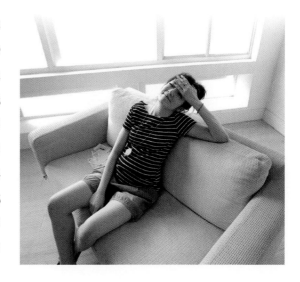

怎么纠正乳头内陷 …………………088

怎样应对妊娠皮肤瘙痒 …………089

怎样计算胎动 …………………092

疾病防护，安心孕产………… 093

本月产检的注意事项 …………093

特殊产检：唐氏综合征筛查 …………093

特殊产检：羊膜腔穿刺 …………094

科学胎教，贵在坚持………… 095

准爸妈吵架也会影响胎宝宝吗 …………095

一起来玩"踢肚游戏"吧…………095

怀孕第 *6* 月

饮食营养，全面均衡………… 097

准妈妈常吃红枣有哪些好处 …………097

怎样判断自己是否贫血 …………098

准妈妈服用补铁剂注意什么 …………099

水肿准妈妈如何进行饮食调理 …………100

日常护理，细心到位………… 101

准妈妈怎样挑选一双适合自己的鞋子 …101

孕期腿痛怎么办 …………101

准妈妈明眸照护3原则 …………102

准妈妈无毒扫除术 …………104

羊水过多或过少有什么影响 …………106

前置胎盘还可以自然生产吗 …………106

疾病防护，安心孕产…………… 107

本月产检注意事项 …………107

特殊产检：高层次超声波检查 …………107

科学胎教，贵在坚持…………… 108

带胎宝宝一起感受大自然 …………108

胎宝宝最爱听故事 …………108

准妈妈情绪调节站…………… 109

孕中期怎样进行心理调节 …………109

准妈妈是否有妊娠焦虑症 …………109

目录

怀孕第 7 月

饮食营养，全面均衡 ················ 111

　哪些食物伤害胎宝宝的大脑 ······ 111

　准妈妈可以吃桂圆吗 ············ 112

　如何防止营养过剩生出巨大儿 ····· 112

　准妈妈可以常吃火锅吗 ·········· 113

日常护理，细心到位 ················ 114

　怎样预防腿部抽筋 ············ 114

　指甲反映身体的健康状况 ········ 115

　拉梅兹分娩呼吸法如何练习 ······ 116

疾病防护，安心孕产 ················ 117

　本月产检注意事项 ············ 117

　怎样缓解孕期胃灼热 ·········· 117

　何谓妊娠糖尿病 ·············· 118

　饮食5要点，有效控制血糖 ······· 118

　蔬菜蛋饼烧 ················ 120

　芝麻牛蒡杂粮饭 ·············· 120

科学胎教，贵在坚持 ················ 121

　发挥想象的神奇力量 ·········· 121

　光照胎教和语言胎教同时进行 ····· 122

准妈妈情绪调节站 ················ 123

　摆脱对"身材走样"的担忧 ········ 123

孕中期营养菜 ···················· 124

　蔬菜沙拉 ·················· 124

　芦笋鸡柳 ·················· 124

　胡萝卜烧牛腩 ·············· 125

　清炖牛肉汤 ················ 125

　栗子烧土鸡 ················ 126

　菠菜炒猪肝 ················ 126

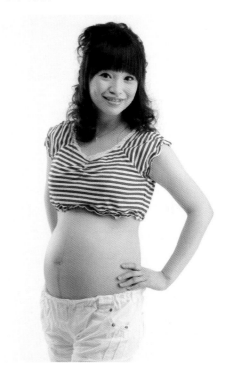

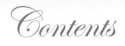

怀孕第 *8* 月

饮食营养，全面均衡……………… 128

孕晚期的营养原则有哪些 …………128

准妈妈上火该怎么办 …………129

消化不良的准妈妈该怎么吃 …………129

日常护理，细心到位……………… 131

胎位不正怎么办 …………131

准妈妈患上痔疮怎么办 …………132

孕后期怎样保护腰不受伤害 …………133

孕期睡姿学问大 …………133

怎样消除腿部水肿 …………135

疾病防护，安心孕产……………… 136

本月产检注意事项 …………136

特殊产检：尿蛋白检查 …………137

防治孕期哮喘 …………137

科学胎教，贵在坚持……………… 138

绘画、剪纸也是美学胎教 …………138

激发胎宝宝的运动积极性 …………138

准妈妈情绪调节站……………… 139

克服孕晚期焦虑综合征 …………139

剖宫产好还是顺产好 …………140

专题……………… 141

胎宝宝太大或太小怎么办 …………141

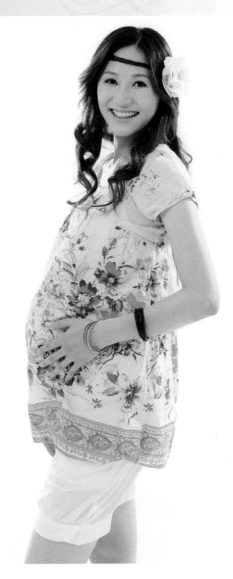

目 录

怀孕第 9 月

饮食营养，全面均衡·············· 147

准妈妈可以多吃些粗粮吗 ·········147

豆制品是准妈妈的好食物 ···········147

准妈妈可以常吃烧烤吗 ·········148

油炸食品对准妈妈有什么危害 ·········148

日常护理，细心到位·············· 149

孕晚期怎样预防胎膜早破 ·········149

骨盆大小跟分娩难易度有关吗 ·········150

临产前准妈妈要作哪些准备 ·········151

快要生了如何准备生产包 ·········152

胎头什么时间开始入盆·········154

孕晚期为何总感觉心慌气短 ·········154

尿失禁产后可以恢复吗 ·········155

怎样布置完美宝宝房 ·········155

疾病防护，安心孕产·············· 156

本月产检注意事项 ·········156

阴道分泌物涂片检查 ·········156

科学胎教，贵在坚持·············· 157

贵在坚持，胎教需要持续进行 ·········157

定时给胎宝宝念故事 ·········157

准妈妈情绪调节站·············· 158

成功克服生产恐惧 ·········158

怀孕第 10 月

饮食营养，全面均衡·············· 163

准妈妈临产前应该怎么吃 ·········163

自然分娩前吃什么能养足体力 ·········163

准妈妈可以吃黄芪炖鸡吗 ·········164

日常护理，细心到位·············· 165

胎宝宝脐带绕颈怎么办 ·········165

脐带脱垂有什么危害 ·········165

怎样判断异常宫缩 ·········166

疾病防护，安心孕产·············· 167

本月每周一次产检 ·········167

特殊产检：超声波检查 ·········167

科学胎教，贵在坚持·············· 168

借助胎教消除对分娩的恐惧 ·········168

准妈妈情绪调节站·············· 169

怎样作好分娩前的心理准备 ·········169

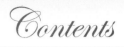

特别篇：产后篇

产后初期建立奶水量的方法·············· 171

　让宝宝频繁且有效地吸出奶水 ··········171

　观察宝宝想吃奶的表情 ···············172

　检查含乳和吸吮是否正确 ·············172

　唤起宝宝的寻乳本能 ···············173

　制造质量好与足够的奶水 ·············173

月子食补分阶段················ 174

　为何要坐月子 ·················174

　如何均衡摄取营养 ···············174

　食补分阶段 ·················175

坐月子建议食膳················ 176

　通草炖猪蹄汤 ·················176

　杜仲猪肝汤 ·················176

　十全炖乌鸡 ·················177

　麻油鸡汤 ·················177

产后瑜伽健康又塑身·············· 178

　产后塑身，独钟瑜伽 ···············178

　骨盆操的重要性 ···············179

　体雕瑜伽 ·················179

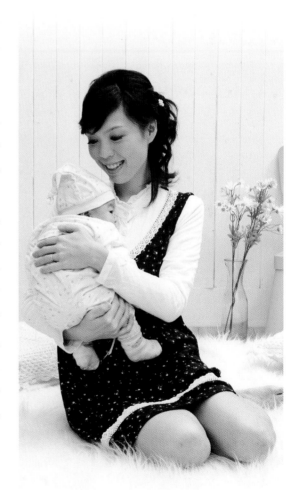

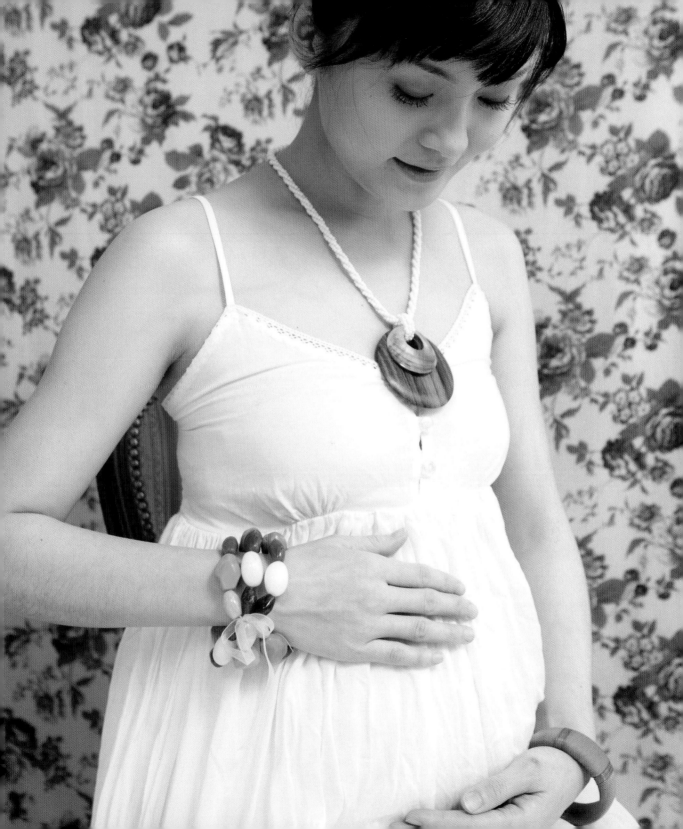

孕 *1* 月	
胎宝宝	卵子排出后与精子在输卵管结合成受精卵，3~7 天后到达子宫，并在子宫内着床，开始逐渐发育成胚胎，进而成为胎宝宝
	到本月底，胚囊直径约 1 厘米，重约 1 克。胎盘、脐带、心脏、脑和脊髓的原形开始出现。此时的胎宝宝身体外形就像一只小海马
准妈妈	体形尚无明显变化。子宫底高度正常，羊水量约 10 毫升。月经停止，但少数人第一个月尚有少量的月经样出血。月经停止不久，会开始害喜（恶心、呕吐），饮食嗜好改变
	少数准妈妈在受精卵着床时会出现白带中有血丝或有点状出血，此时基础体温在高温期。还有些准妈妈会感觉下腹有点闷痛，像月经来潮前的症状
孕 *2* 月	
胎宝宝	胚囊直径 2~3 厘米，重 4~5 克，周围绒毛组织渐渐发育形成胎盘。大脑、眼睛、嘴、内耳、消化系统、四肢开始发育，脊椎雏形隐约可见，心脏开始跳动
准妈妈	子宫如鸡蛋般大小，子宫底高度约 10 厘米，羊水量约 20 毫升，膀胱因受子宫增大的压迫，有尿频现象。出现头晕、头痛、恶心、呕吐、无力、容易倦怠、嗜睡、口水增多等妊娠反应
	体重增加 400~750 克，外观腹部仍无明显改变，小腹微凸。乳房发胀，乳头、乳晕变黑而敏感，色素沉着加深；牙龈肿胀，刷牙时牙龈易出血；容易流汗、体味加重；阴道乳白色分泌物会渐渐增加，故应注意清洁
孕 *3* 月	
胎宝宝	身高 7~9 厘米，体重 15~30 克。已经形成外生殖器雏形，但仍无法明确区分；胸部、腹部渐渐增大；其他身体器官也渐渐形成。胎盘开始形成，一边以绒毛与准妈妈连接，一边以脐带与胎宝宝相连。羊膜腔的羊水开始积在胎宝宝周围，以后的胎宝宝会浮在羊水中成长
	可借助胎音器听到胎宝宝心跳的声音

孕3月	
准妈妈	腹部开始凸出。子宫渐增大如一成年男子拳头般大小。子宫底高度约12厘米，羊水量约50毫升
	可能出现妊娠痒疹，冒出青春痘。乳头色泽加深，胸部变化更为显著
	害喜症状减轻，食欲逐渐恢复。大多数的准妈妈会感到异常疲倦，需要更多的睡眠。因胎盘尚未完成，容易引起流产

孕4月	
胎宝宝	身高10~20厘米，体重100~120克，已完全成形，内脏器官形态几乎已发育完成。开始有胎动，但准妈妈尚未感觉。胎盘发育完成，胎宝宝由胎盘和脐带连接
	各器官机能发育渐趋成熟。听觉神经渐发育成熟，已能听到子宫外的声音。脑部器官记忆功能此时期已开始发展
准妈妈	体重增加2.5~4千克。腹部凸出。子宫增人如一正常宝宝头部般大小。子宫底高度约15厘米，羊水量约200毫升
	恶心、呕吐现象逐渐消失，胃口增大。子宫全部软化而有弹性。因子宫渐渐变大，而引起腰酸、背痛。流产、死产概率降低

孕5月	
胎宝宝	身高20~30厘米，体重200~350克。心脏发育成熟，可听到胎心音。全身长出胎毛。长出指甲。皮下脂肪长出，皮肤变成不透明。骨骼快速发育，手臂与腿成比例。在子宫内活动更频繁，且可听到准妈妈心跳声音。声带及味蕾也已长成
准妈妈	体重迅速增加，会比原来体重增加3.5~6千克。腹部明显凸出。子宫增大如成年人头部般大小。子宫底高度16~20厘米，羊水量约400毫升
	乳房及乳头的肿胀越来越明显，有人甚至会痛。子宫膨大造成下腹部疼痛。分泌物增多。尿频、腰酸背痛、便秘、痔疮、下肢水肿、静脉曲张等不适更加明显

孕 *6* 月	
胎宝宝	身高 25~35 厘米，体重 600~800 克。头发渐渐长出，眉毛、睫毛已长成。皮下脂肪渐渐增加，但皮肤还很薄且多皱，并且为皮脂腺分泌物（胎脂）和胎毛所覆盖
	肾脏功能已形成，已有排尿功能。大脑皮质继续发育，此时期已可记忆准妈妈的心跳声音。嗅觉神经已发育，故可感受到并模糊闻到准妈妈的味道。胎宝宝浮动于羊水中，容易变动其位置
	胎宝宝活动强壮有力，双脚会出现踢子宫壁的动作，使准妈妈感觉强烈胎动
准妈妈	体重增加 4.5~9.0 千克。子宫增大，腹部明显凸出。子宫底高度 20~24 厘米，羊水量约 500 毫升。子宫高度已超出肚脐之上，有时会因其压迫到膀胱，导致准妈妈发生尿频现象。有少量稀薄乳汁分泌
孕 *7* 月	
胎宝宝	身高 35~40 厘米，体重 1000~1200 克。胎宝宝活动非常频繁，胎位仍会改变。有睡眠与活动交替的现象，对外界声音有反应
	脑部发育完全，开始有记忆、思考、感情等能力，是进行胎教的好时机。味觉已发育成熟，能辨别甜与苦味。视觉神经渐发育，但仍看不见任何东西。眼睛已经可以睁开，手脚可自由伸展摆动
准妈妈	体重增加 6~11 千克。子宫高度已增大至肚脐到横隔膜之中间点处。子宫底高度 21~26 厘米，羊水量 600~800 毫升
	因子宫增大，下肢静脉被压迫，下肢、外阴部静脉曲张会更明显
	胎动感受更强烈
孕 *8* 月	
胎宝宝	身高 38~43 厘米，体重 1500~1800 克。皮肤已无皱纹，指甲长出，皮肤长满胎毛。胎宝宝的活动力变强，运动强而有力，在外面可察见，从这个时候起，大多胎宝宝头部向下（正常胎位）
	骨骼系统发育完成，但很柔软，体重迅速增加。肌肉系统、神经系统功能也渐趋发育完整。听觉神经更加发达，且出现响应动作与身体反应

孕8月	
准妈妈	体重增加7~12千克。子宫底高度25~30厘米，羊水量600~800毫升。胸口及胃部因为子宫压迫而有心悸、恶心、腹胀等现象。傍晚易有下肢水肿现象。早晨起床手指发麻
	乳房及下腹部会出现红色线条（筋脉性妊娠纹），这是肌肉弹性纤维断裂所致，叫做妊娠线，生产后会逐渐淡化为银白色的线条。乳房、下腹及外阴部的颜色变深

孕9月	
胎宝宝	身高45~50厘米，体重2500~3000克。皮下脂肪增厚，皮肤没有纹路、呈粉红色。胎毛渐消除，指甲已长好，皮肤变得平滑，男女生殖器发育完成。此时的胎宝宝已预备好要出生，胎位固定并下降，超过36周胎位还不正的胎宝宝，要再转回去的概率就很小了
准妈妈	体重增加8~13千克。子宫底高度32~38厘米，羊水量1000毫升。肚脐凸出
	子宫出现无痛性收缩。反胃、胸口郁闷的感觉强烈。乳腺有时会有奶汁排出，这叫做初乳，应轻轻用软布或棉花以清水擦拭保持清洁

孕10月	
胎宝宝	身高48~52厘米，体重2800~3200克。胎脂布满全身，特别是腋下及股沟
	外观机能发育完全，体内器官的机能亦已成熟。胎盘开始逐渐钙化，表示已经成熟
	胎宝宝的位置会下移至下腹部，并且转身，准备诞生
准妈妈	准妈妈整个孕期，体重共会增加10~14千克。子宫底高度32~35厘米，羊水量600~800毫升。羊水量开始递减，越近足月量越少。子宫下降，对胃的压迫减轻，胸口、上腹较舒服，呼吸也变得轻松些
	因为胎宝宝头部完全进入准妈妈骨盆腔内，此现象会压迫准妈妈膀胱及肠道，造成准妈妈再度尿频或觉得尿不干净。会出现不规则子宫收缩之产兆，导致腹部出现强烈紧绷感

注 由于个体具有特殊性，每位准妈妈在孕期的身体变化和胎宝宝的发育状况，都不可能是完全一样的，如果你发现自己的情况和本书提供的参照有小小的出入的话，也不必惊慌。

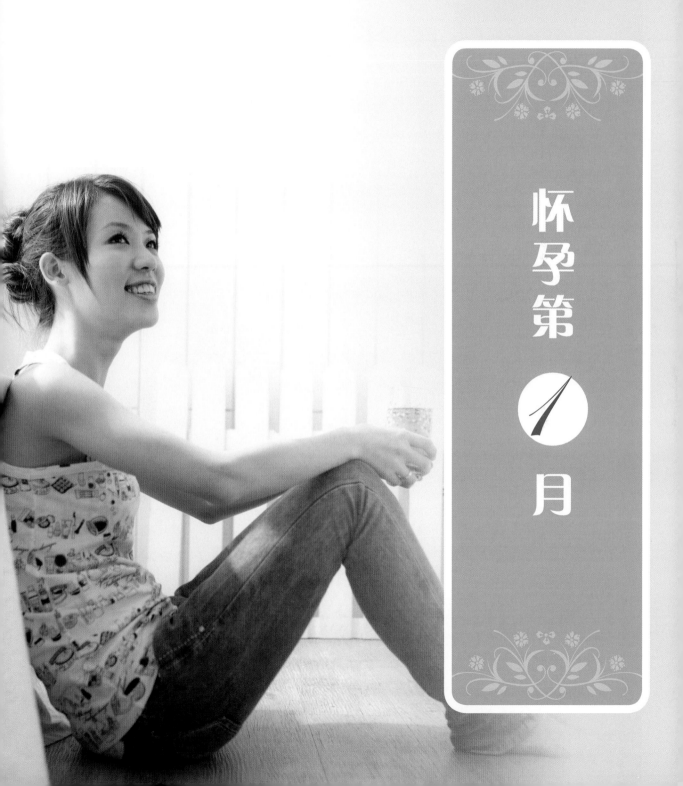

怀孕第 1 月

饮食营养，全面均衡

本月重点补充营养素——叶酸

补充叶酸可以防止贫血、早产，防止胎宝宝畸形，这在妊娠早期尤为重要，因为早期正是胎宝宝神经器官发育的关键时期。准妈妈应继续按照孕前的指导，坚持口服叶酸片来保证每日所需。

此外，还要注意多吃富含叶酸的食物，如深绿色蔬菜(苋菜、菠菜、油菜等)，动物的肝脏(鸡肝、猪肝、牛肝等)，谷类食物(全麦面粉、大麦、米糠、小麦胚芽、糙米等)，豆类、坚果类食品(黄豆、绿豆、豆制品、花生、核桃、腰果等)以及新鲜水果(枣、柑橘、橙子、草莓等)。

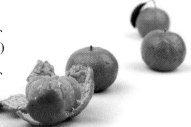

孕期早餐该如何科学安排

准妈妈在孕期一定要吃早餐，而且要保证早餐的质量。早餐应该吃温的、热的食物，以保护胃气。

准妈妈的早餐应该丰富一点，比如一个鸡蛋、一杯牛奶加麦片，再来点新鲜水果，以保证维生素和其他营养的需要。在合理的早餐营养结构中三大产热营养素蛋白质、脂肪、碳水化合物的产热值比例应该在12：25：60。早餐也应该荤素搭配、丰富多样。

肠胃不太好的准妈妈，应多吃点热稀饭、热燕麦片、热奶、热豆花、热面汤等热食，起到温胃、养胃的作用。尤其是寒冷的冬季，这点特别重要。

准妈妈需要改掉早餐吃油条的习惯，因为炸油条使用的明矾含有铝，铝可通过胎盘侵入胎宝宝大脑，影响胎宝宝智力发育。

专家指导

本月末，有些准妈妈会有晨起恶心的症状，这往往是由空腹造成的，可以早晨醒来先吃一些含蛋白质、碳水化合物的食物，如温牛奶加苏打饼干，再去洗漱，就会缓解症状。

准妈妈怎样吃鱼更健康

　　鱼类含有丰富的蛋白质、卵磷脂、钾、钙、锌等营养素，这些都是胎宝宝发育的必需物质。因此，准妈妈在怀孕期间应多吃鱼以满足胎宝宝生长发育的需要，在一周之内应吃一两次鱼或贝类。不过吃鱼也不是越多越好，每周吃鱼不宜超过3次。那么，准妈妈怎样吃鱼才健康？

1　多吃深海鱼类。包括人工饲养的鳟鱼、鲇鱼、虾、三文鱼、黄鱼、蓝蟹及黑丝蟹鱼等。

2　烹调的时候尽量采用水煮的方式，清淡饮食比较好。

3　对于鱼类过敏的准妈妈，不妨改吃准妈妈专用的营养配方食品，以避免过敏反应。千万不要勉强摄取鱼类，以免造成身体不适。

4　准妈妈要吃鱼，最好不要吃鱼油，因为鱼油会影响凝血机能，准妈妈吃多了可能会增加出血概率。

5　准妈妈不宜食用方头鱼等深海鱼，因为此类鱼含有较多汞，会给身体带来伤害。

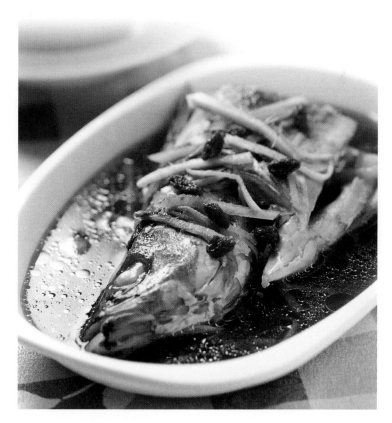

专家指导

　　准妈妈吃鱼还应注意搭配，豆腐煮鱼就是一种很好的搭配方式，可使豆腐和鱼两种高蛋白食物得以互补。

准妈妈怎样吃蔬菜水果更营养

蔬菜中的营养素容易流失，要保留蔬菜中的营养素，需要在保存、洗、切、煮上掌握一些技巧。

1 刚买回来的蔬菜，不要着急放进冰箱内，应先洗净后，再以保鲜袋装好，并且在保鲜袋上扎一些小孔，然后放在冰箱最底层，烹调时取出切炒即可，不必再洗。

2 洗菜时动作要快，不可揉搓或挤压，也不应将菜叶久久浸在水中，否则菜叶部分营养素便会失掉。

3 洗涤蔬菜时，尽量少丢弃外层的叶、茎及皮。因为越靠外皮的部分，营养越丰富，如黄瓜、红萝卜和番薯等外皮的营养都较内部为高，就是萝卜、芹菜的绿叶部分所含营养也很丰富。黄豆、绿豆、红豆、花生等，在食用时，应连胚带膜食用，因为这部分的B族维生素特别丰富。

4 菜色越绿，维生素C及维生素A也越多，其外层所含的钙和铁也较多。建议将老叶、外皮洗干净后切细，放在开水中将维生素A、维生素C及钙、铁质浸出，再利用这些开水煮别的菜或汤，便可获取更多的营养。

5 菜最好是整棵煮熟后再切，若必须先切后煮，也要等到临放进锅时再用利刀来切，以免B族维生素、维生素C被破坏。例如，土豆应该先煮后剥皮，这样就可以保留很多维生素C。

6 能生吃的蔬菜，例如，红萝卜、小黄瓜等，尽量生吃，保持原味和营养。要炒的菜，待油开后才下锅，用大火炒，以缩短烹调的时间，且能保持蔬菜原有的色泽和鲜味，最重要的是能较多地保留它的营养价值。

7 煮菜叶不要放苏打，以免破坏了B族维生素和维生素C，水也不宜放得太多，同时要盖紧锅盖，菜汤不宜倒掉，也不应回锅多次。

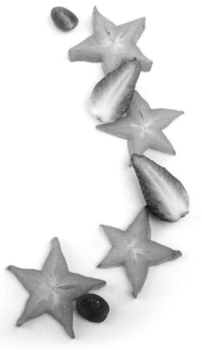

专家指导

淘米时间不宜过长，不要用热水淘米，更不要用力搓洗。米饭以焖饭、蒸饭为宜，不宜做捞饭，否则会使营养成分大量流失。熬粥时不要放碱。

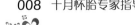

吃什么可以让宝宝皮肤更好

　　很多准妈妈在看别人的宝宝皮肤白白嫩嫩时非常羡慕，特别是当自己皮肤偏黑且较粗糙时，就担心宝宝会遗传到自己不好的皮肤。其实准妈妈在怀孕期间如果能有意识地进食某些食物，会对腹中胎宝宝的生长发育起到意想不到的微妙作用。那么，怎么吃才能让肚里的胎宝宝生下来皮肤白白嫩嫩呢？

1 改善偏黑的肤色：有的准爸爸、准妈妈肤色偏黑，准妈妈就可以多吃一些富含维生素C的食物。因为维生素C对皮肤黑色素的生成有干扰作用，从而可以减少黑色素的沉淀，日后生下的宝宝皮肤会白嫩细腻。这类含维生素C丰富的食物有番茄、葡萄、柑橘、菜花、冬瓜、洋葱、大蒜、苹果、刺梨、鲜枣等蔬菜和水果，其中尤以苹果为最佳。

2 告别粗糙的肤质：有的准爸爸、准妈妈皮肤粗糙，准妈妈应该经常食用富含维生素A的食物，因为维生素A能保护皮肤上皮细胞，使日后宝宝的皮肤细腻有光泽。这类含维生素A丰富的食物有动物的肝脏、蛋黄、牛奶、胡萝卜、番茄以及绿色蔬菜、水果、干果和植物油等。

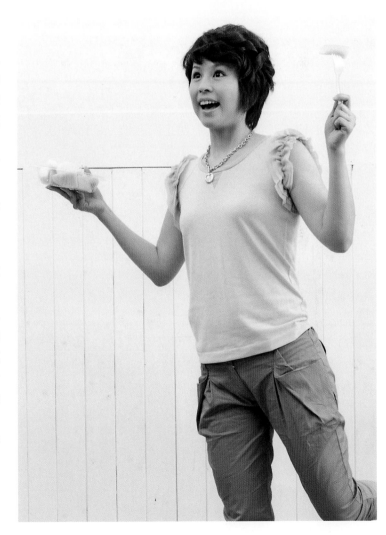

怎样确保孕期饮食卫生

进入孕期，饮食卫生对准妈妈的影响也会增大，若误食含有害物质的食物，会对胎宝宝产生较大的不良影响。

1 蔬菜、水果应清洗干净，并用水冲洗干净残留的洗洁精，必要时可以放入淡盐水中浸泡一下，去除表面的农药或者洗洁精残留物质。水果应去皮后再食用，以避免农药污染。

2 用专用的水果刀来削水果皮。切忌用菜刀削水果皮，因为菜刀常接触生肉、鱼、生蔬菜，会把寄生虫或寄生虫卵带到水果上，给孕产带来安全隐患。最好是将切生、熟食，切肉与蔬果的案板分开。切生肉后洗手，还要注意清洗案板和刀具，以免间接感染病菌。

3 尽量选用新鲜天然食品，避免食用含食品添加剂、色素、防腐剂的食品。应尽量饮用白开水，避免饮用各种含咖啡因的饮料或可乐型的饮料。

4 吃完东西后要漱口，尤其是水果。因为有些水果含有多种发酵糖类物质，对牙齿有较强的腐蚀性，食用后若不漱口，口腔中的水果残渣易造成龋齿。

5 未经高温消毒的方便食品如热狗、生鸡蛋、生鱼片等要避免食用，以防止感染李斯特菌、弓形虫等。

6 家里的炊具应尽量使用铁锅或不锈钢炊具，避免使用铝制品及彩色搪瓷制品，以防止铝元素、铅元素对人体细胞的伤害。

7 减少外出就餐，尤其是一些卫生条件差的排档、烧烤摊等，不仅食物、餐具、环境卫生不达标，就餐人员也比较复杂，不小心的话，很容易造成疾病的传播。必须在外吃工作餐的时候，一定要挑选一个卫生放心的就餐之处，然后有选择地进食。

8 吃海鲜时，一定要注意海鲜是否干净、新鲜，是否彻底加热、蒸熟煮透。如果有异味、疑变质或发现半生，应立即停止食用。

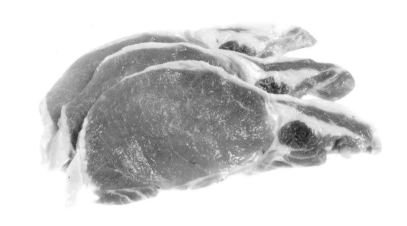

怎样判断自己是否怀孕了

怀孕之后，准妈妈的身体会发生一系列的变化，如停经、早孕反应等，可以据此判断是否怀孕。

＊怀孕最普遍的特征：停经

假如平时月经很准，有性生活又未采取避孕措施，那么当月经逾期10天未来时应怀疑妊娠。如果平时月经不准，就需要看看是否伴有其他的怀孕特征了。

＊看看有没有早孕反应：恶心、呕吐

早孕反应一般表现为早晨起床后感到恶心、呕吐，部分准妈妈的早孕反应可能会持续一整天。如果准妈妈出现反常的恶心和呕吐，吐的却只是清水，这个时候，准妈妈应该去医院，一验尿便可知有没有怀孕。

＊其他怀孕早期的身体特征

1 基础体温升高：基础体温是指清晨睡醒后尚未起床时所测得的口腔内的温度。正常妈妈的体温一般在36.8℃~37.1℃。如果月经逾期，基础体温也降不下来，准妈妈就有可能是有喜了。

2 疲倦：感觉随时都会打瞌睡，有些更是在起床后数小时便又倒回床上，继续大睡。而有些是一到下午就力不从心，需要闭目养神一会儿才能继续工作。

3 乳房：怀孕一个月左右，准妈妈的乳房由于受到雌性激素和孕激素的刺激，两侧乳房与乳头都会有所变大，不时地发胀伴以轻微的刺痛，以及乳晕的颜色加深。

4 胃口、嗜好：一会儿想吃这个，一会儿又想吃那个，平时爱吃的东西突然不想吃了，以前不爱吃的东西反倒想吃。

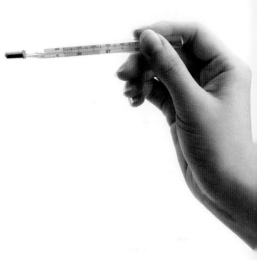

专家指导

以上方法只能作为准妈妈是否怀孕的初步判断，如想准确知道是否怀孕了，最好还是去医院作个B超检查。B超最早在怀孕5周时就可检查出来，准妈妈可从屏幕上看见子宫里幼小的胚囊。对宫外孕也能准确诊断，非常方便。

使用早孕试纸时，需要注意哪些问题

准妈妈可在房事后7~10天用早孕试纸进行测试，但在使用早孕试纸的时候一定要注意操作方法。

1 注意产品的生产日期，不要使用过期的测试卡，因为化学药剂时间长了就会失效。

2 去卫生间具体操作之前要仔细读测试卡使用说明，然后要严格地按照说明去做。

3 如果准妈妈对测试结果拿不准，最好咨询医生，在医生的指导下完成测试。如果测试结果呈阳性，但是又不太明显，准妈妈可以先假设自己怀孕了，及时去医院作检查。

4 如果自测结果呈阴性，但一周之后月经仍未来潮，应再作一次自测。如果不是阴性，最好去医院作检查。

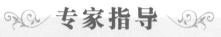

专家指导

准妈妈在家里作怀孕自我测试，没有任何外界的指导，一般测试结果只能达到50%~75%的准确率。因此，最好能在医生指导下使用早孕试纸。

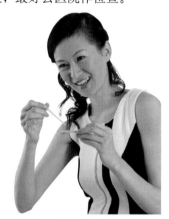

怎么计算预产期

正常来说月经开始的第14天会开始排卵，但因为每个人月经周期可能随着情绪、生活改变，因此会多少出现一些紊乱的状况，所以排卵期每个人有异。此外，估算预产期的方法为最后一次月经算起的第40周，因此，在产检时专家会询问您最后一次月经来的时间，但有可能因为误记或者月经不规律，使得预产期的判断不精准，因此还是要以胎宝宝的大小，以及怀孕3个月的B超估算为准。

＊计算预算期

公式：以最后月经来潮日的月份减3或加9，日数加7，即为预产期。

举例：最后一次月经的第一天是6月6日，则预产期为明年的3月13日；若最终月经是1月30日，则预产期为11月7日。

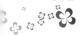

怀孕了还能拥有性生活吗

性是因爱而起，夫妻之间的一个深吻、一个拥抱，都能为对方带来莫大的幸福，更何况是性这种更为贴近的肢体接触，还有在耳边呢喃的细语、眼神的交换，性就好比夫妻生活中的润滑剂，让彼此的关系更紧密。不过，当另一半怀孕，开心之余，许多夫妻也开始担心，那我们还可以持续拥有美满的性生活吗？答案当然是肯定的。除非准妈妈有前置胎盘、早产、早期破水、出血、严重感染、上一次怀孕有流产经验、子宫颈闭锁不全外，其余的准妈妈，在身心状况许可的条件下，其实都是可以享受孕期性生活的。

不过一般认为怀孕初期（12周前）和后期（28周之后）最好不要有性生活，因为初期较为不稳定，流产的概率较大；而后期则是有报告认为会早产。不过令人好奇的是，有些人会开玩笑说如果怀孕时性行为太激烈，那宝宝生出来头顶会有一个脓包。事实上胎宝宝只会感觉到环境改变，好像有人在动，且因为准妈妈的心跳、血压变高，因此胎宝宝可能因为受到环境影响而被吵醒，但对胎宝宝的外观是不会有影响的，爸妈还是别多想啰！

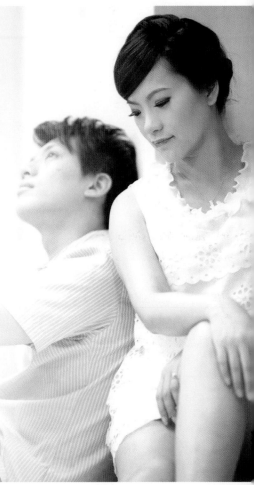

专家指导

多数人认为既然都怀孕了，那么行房就可以不用戴安全套，但专家认为，戴安全套对双方的健康也是多一层保护，主要有以下两个原因：

1 精液含有前列腺素，因此射精会短暂刺激子宫收缩，不过影响的程度不大。

2 准妈妈分泌物较多，阴部较为潮湿，较容易受感染，戴安全套可避免感染。

怀孕了还可以饲养宠物吗

家中有宠物的准妈妈，怀孕之后最好是不要再饲养宠物，可以将宠物放到亲戚、朋友家养。

一般在动物身上都会隐藏着一种肉眼看不见的小原虫——弓形虫，这种原虫寄生到人和动物体内就会引起弓形虫病。正常人感染弓形虫大多不表现出症状，只有少数人会发低烧、流鼻涕等，并且可自愈。但是准妈妈如果在怀孕早期感染这种病毒，很可能会传染给胚胎状态的胎宝宝，容易引起死胎、流产、死产或畸形儿等严重后果。

在众多的宠物中，猫的粪便最容易传播弓形虫。一只猫每天可以排泄数以万计的弓形体卵囊，并且，通过接触猫的唾液、痰或饮用受污染的水，抑或食用受污染的食物，都有被感染的危险。

除了小动物，生肉类食物特别是猪肉、牛肉和羊肉也可能带有弓形虫。所以，准妈妈最好不要吃未熟的肉，加工生肉后、吃东西前都要洗手。

如果准妈妈在孕前就一直饲养宠物，孕期也不想离开宠物的话，就要特别注意宠物的卫生问题了。

1 在计划怀孕之前，带宠物去检查一下弓形虫，防患于未然。

2 减少宠物在外游荡以及与其他动物接触的概率，特别注意不要让宠物在外面吃不干净的食物。如果自己动手替宠物清洁或喂食时，最好先戴上手套，用完的手套也要第一时间彻底清洁或丢弃掉。当完成清洁或喂食的工作后，切记要马上洗手。

3 不要和猫、狗在一个房间活动，不要让宠物上床一起睡，接触宠物后要洗手，不要让猫跳入准妈妈怀中走来走去。

4 处理宠物粪便的工作由准爸爸来代劳，若需要准妈妈自己清理，那就戴手套，并且事后一定要用肥皂洗手。

5 不要接触来路不明、卫生状况不明的小动物。

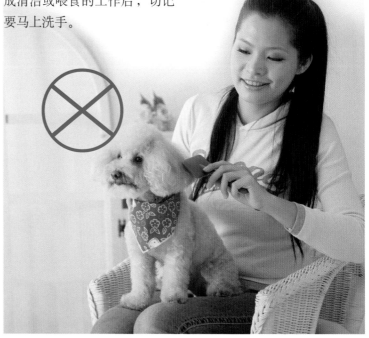

怀孕日记应该写什么内容

写怀孕日记可以加强准妈妈和医生的合作，为医生诊断提供依据，也为自己、为家庭和宝宝留下一份珍贵的记录。日记的内容大致如下：

1 末次月经日期：这一日期可以帮助医生计算预产期，并依此判断胎宝宝生长发育情况。

2 早孕反应：记录早孕反应开始的日期及发生的程度，饮食调理的方法、进食量，以及医生治疗的情况等。

3 第一次胎动日期：胎动大多开始发生在妊娠18~20周。胎动日期可帮助计算预产期和判断胎宝宝发育情况。还应记录每日胎动次数监测胎宝宝发育。

4 阴道流血：妊娠期出现阴道流血，大多是先兆流产，也可能是异位妊娠等。应记录血色、血量及有无其他物质排出。

5 接受放射性等有毒有害物质情况：各种放射线均对胎宝宝不利，如果在孕期作过X线检查或接触过其他放射物质，应记录照射部位、剂量和时间。如果孕期准妈妈曾喷洒过农药，在化学制剂污染严重的环境中工作，也应记录。

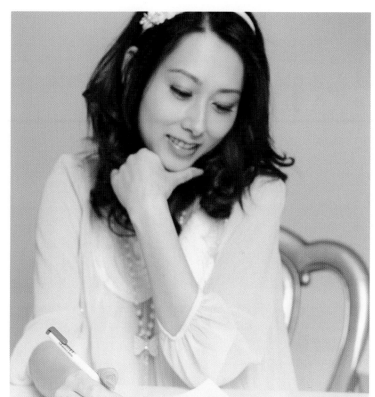

6 性交情况：在妊娠期的早期和晚期是禁止性交的，在孕中期性交次数不要过频。每次性交的日期应有记录。

7 体重：准妈妈要注意自己的体重变化，一方面供医生参考，一方面可根据体重变化调节饮食。

8 检查情况：每次产前检查后，可记录检查情况和日期，记录血压、尿蛋白、血红蛋白检查结果。要记录有无水肿及宫底高度等。

9 其他情况：妊娠日记还应记录妊娠期生活、工作、精神、心理上的重大变化。

整个孕期要进行多少次产检

一般在怀孕12周左右检查1次，然后从13~28周每月检查1次，28~36周就要每半月检查1次了，36周以后至分娩每周检查1次。

在整个妊娠过程中，进行孕期检查的具体时间可参考下表：

检查时间段	检查次数	检查目的
孕12周以内	检查1次	及时识别早孕症状，及早开始保健
孕13~28周	每月检查1次	及时筛选高危妊娠，发现有高危因素应酌情增加检查次数，并给予必要的纠正治疗
孕28~36周	每半月检查1次	及时发现影响正常分娩的各种因素及妊娠期并发症
孕36周以后	每周检查1次	密切观察准妈妈和胎宝宝的情况，以便更好地为接生至分娩作好准备

准妈妈如发现异常，应随时去医院检查，确保孕期安全。

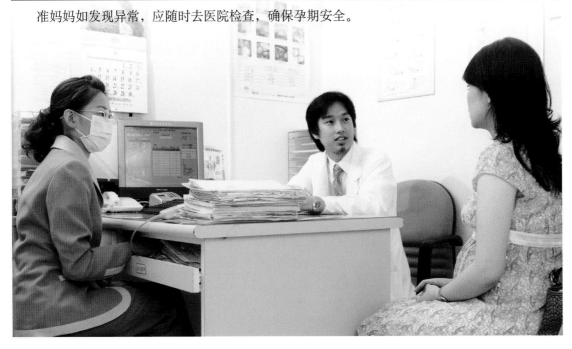

产检时医生一般会问哪些问题

产检时，医生一般会有针对性地询问一些问题，准妈妈如果在事先就作好准备的话，会让产检进行得更加顺利。

以下几个问题是医生比较常问的问题：

1 月经是否正常，一般会持续几天，最后一次月经是在几号？

2 有没有"害喜"的情况出现，如果有的话，大概是什么时候？

3 有没有做过刮宫手术，有没有流产过？

4 以前有没有生产过？如果有的话，以前怀孕的时候有没有出现过什么问题？

5 对药物有没有过敏史？

6 现在是不是正患有某种疾病，还在治疗当中？

7 准爸爸的年龄情况和身体情况。

8 夫妻双方有没有家族病史？

专家指导

准妈妈第一次去医院检查，一定要空腹以便采血。因为第一次产前检查可能要花很长时间，所以准妈妈身边最好有人陪伴。同时建议准妈妈穿易于穿脱的衣服，并随身带好医保卡。

产检一般会检查哪些项目

孕期产检包括基本项目和一些特定的项目，如妊娠期糖尿病检查、唐氏症筛查等。

下表对整个孕期需要检查的项目作了一个简要说明，可供准妈妈参考：

孕早期		
	体格检查	测量血压和体重
	产科检查	测量宫高、腹围、骨盆情况等 血、尿常规，B超
（1~12周）	血型检查	检查血型，以备生产时输血，并为可能的胎宝宝宫内死亡、新生儿核黄疸或新生儿溶血症情况作准备
	血清检查	甲、乙、丙肝病，梅毒，艾滋病检查等项目
	TORCH 检查	即弓形虫检查，即便准妈妈不饲养宠物，为了保险也要作这项化验

孕中期		
(13~28周)	体格检查	测量血压和体重
	产科检查	测量宫高、腹围情况、骨盆情况等 血、尿常规，B超
	唐氏症筛查	在怀孕15~20周时作的一项筛查，检查胎宝宝是否患有先天愚型。通过唐氏症筛查，风险值比较高的（大于1/270）应该做羊膜腔穿刺来诊断确定
	妊娠期糖尿病	在妊娠24~28周进行，口服含50克葡萄糖水，一小时后抽血检测血浆血糖值。如筛查呈阳性，需进一步进行葡萄糖耐量试验，以明确有无妊娠糖尿病
孕晚期		
(29~40周)	体格检查	测量血压和体重
	产科检查	测量宫高、腹围、胎方位、先露入盆情况、骨盆情况等 血、尿常规，B超
	心胎监护	一般从怀孕第28周开始数胎动，直至分娩。这一时期准妈妈对胎动异常要特别警觉

专家指导

为确保妊娠的健康、顺利进行，有以下情形的准妈妈，除了作常规产检以外，还需要去医院的妇产科进行相关的产前咨询，让医生给准妈妈提供正确的指导方法。

❀ 对胎宝宝的生长发育有任何疑问或发现任何异常现象。

❀ 高龄准妈妈，是指35岁以上的准妈妈。

❀ 曾有过病毒感染、弓形体感染，或接受大剂量放射线照射、接触有毒有害农药或化学物质、长期服药等情况的准妈妈。

❀ 已生育过先天愚型儿或其他染色体异常儿的准妈妈。

❀ 有糖尿病、甲状腺机能低下，患有肝炎、肾炎等疾病的准妈妈。

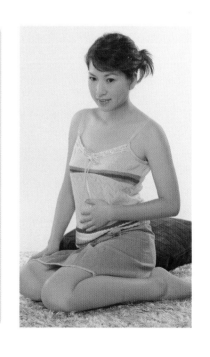

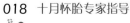
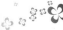

去医院验孕需要注意哪些问题

　　为了保证检查结果准确和检查方便，准妈妈去医院验孕前作些相应的准备是很有必要的。一般来说，从以下几个方面准备比较好：

1 初诊检查前日晚上要休息好，保证良好睡眠。

2 检查时间一般选择在上午9点钟前为宜，且最好空腹。这样符合相关血液检查的要求(可带些点心，抽完血后再吃)。

3 选择适合自己条件的医疗单位进行初诊检查，这样既便于孕期情况的连续观察，又免去了转来转去的麻烦，节省精力。

4 检查当日应穿着宽松易脱的衣服，以利于妇科检查。

5 因为接诊医生的患者较多，所以为了节省时间、保证就诊效果，准妈妈最好事先明确末次月经时间、早孕反应开始时间等。另外，如果准妈妈有什么疑问需要向医生咨询，可以事先整理出来，记在日记本上。

6 如实回答医生的询问，医生的询问所涉及的方面都是医疗所需要的。

7 预约下次检查时间。如果准妈妈的情况适合继续怀孕，医生将告诉准妈妈下次检查的时间。

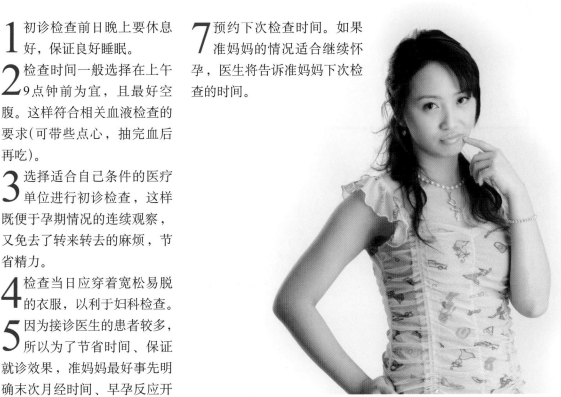

专家指导

　　疑似怀孕的准妈妈必须尽早到妇产科检查，有怀孕经验的准妈妈也不能忽视初次检查。因为医生除了判断准妈妈是否怀孕外，还会确认是否为正常的怀孕、准妈妈是否存在不利于怀孕的疾病及严重影响胎宝宝健康的遗传性疾病，如发现有病应及早采取相应措施。

准妈妈该怎样预防感冒

怀孕后，准妈妈的鼻、咽、气管等呼吸道黏膜充血、水肿，因而抵抗力下降，容易被呼吸道病毒感染而引起感冒。所以，准妈妈要注意预防感冒。

1 勤洗手。

2 经常做搓手动作。

3 用冷水洗脸、洗鼻。

4 常用盐水漱口。

5 怀孕后经常喝鸡汤。

6 尽量不去公共场所，减少访视活动，特别在感冒流行期间。

7 无论天气多寒冷，都必须经常开窗透气，尤其在房间密闭的写字楼办公室内，以免流感病毒传播。

8 每天注意收看天气预报，及时按气温变化增减衣物。空调房间与外面环境的温差不可过大，以免引起感冒。

9 感冒流行期间喝一些清热解毒的中药，如服用板蓝根冲剂，每日3次。

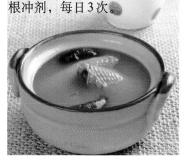

孕早期感冒了怎么办

感冒后，由于担心用药会对胎宝宝造成不良影响，加之感冒初期又未能很好地进行调护，往往会导致准妈妈的病情发展，反而对胎宝宝产生危险。那么，感冒了怎么办呢？

1 一旦患了感冒，应该在产科医生的指导下合理用药，尽快控制感染，排除病毒，以防病情加重。

2 轻度感冒多喝白开水，卧床休息并注意保暖；感冒较严重并伴高烧，应尽快降温，可在额部、颈部放冰块或服药降温，但一定要在医生指导下进行，避免乱吃阿司匹林之类的退热药。

3 在感冒初期，也可尝试一些食疗法，如鸡汤可减轻鼻塞、流涕的症状，若在鸡汤中稍加一些胡椒、生姜等调味品，具有治疗作用。

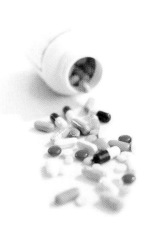

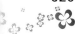

胎教应从什么时候开始

当胎宝宝的感觉器官发育成熟，能够接收到外界传达的信息，并且能够产生反应的时候，胎教的效果才会更加明显。

＊要建立胎宝宝的条件反射，需要 3 方面的物质基础：

1 要有反射中枢，也就是大脑、脊髓等中枢神经系统。

2 要有连接感受器、效应器及反射中枢的传出神经。

3 要有接受外界刺激的感受器和效应器，人的眼、耳、鼻、舌及体表都是天然自备的感受器。

胎宝宝大脑和各感觉器官的发育状态，可参考下表：

听觉	15 周开始有听力，20 周时听觉功能已经完全建立，25 周时听力几乎与成人相当，28 周时对音响刺激已经具备充分的反应能力
视觉	13 周时视觉已经形成，29~32 周期间，胎宝宝开始尝试睁开眼睛
触觉	一般而言，在 12 周左右，胎宝宝的触觉就形成了
大脑	12 周时胎宝宝逐渐有了接收能力，16 周时胎宝宝已能表示喜恶

进行了胎教的宝宝有哪些特点

进行了胎教的宝宝一般不爱哭，也较容易养成规律的作息习惯，还能够较早地与人交往，学习语言的能力也比较强。

1 胎教过的宝宝不爱哭。虽然宝宝在饥饿、尿湿和身体不适时也会啼哭，但得到满足之后啼哭就会停止。

2 胎教过的宝宝容易养成规律的作息习惯。受过胎教的宝宝感音能力比较好，每当听到准妈妈的脚步声、说话声时就会停止啼哭。这样的宝宝比较容易养成正常的生活规律。

3 胎教过的宝宝能够较早地与人交往，学习语言的能力也比较强。受过胎教的宝宝 2 个月时会发几个元音，4 个月时会发几个辅音，5~6 个月时发出的声音就能表达一定的意思了。

准妈妈的情绪会影响胎宝宝吗

母子连心，准妈的情绪肯定会影响到胎宝宝。

如果准爸爸、准妈妈的感情非常融洽，家庭的气氛非常和谐，那么受精卵就会安然舒适地在子宫内发育成长，生下的宝宝就会更加健康和聪慧。

准妈妈愉快乐观的情绪，会使血液中增加有利于健康发育的化学物质，令胎宝宝发育正常，分娩时也会比较顺利。反之，紧张、恐惧、焦虑、忧郁、悲伤的情绪，会使血液中有害于神经系统和其他组织器官的物质增加，并可通过胎盘影响胎宝宝发育，甚至导致胎宝宝畸形、早产、未成熟等。当准妈妈情绪过度紧张时，交感神经兴奋就会占优势，肾上腺皮质激素分泌增加，阻碍胎宝宝上腭的发育从而造成腭裂。如果临产时准妈妈受精神刺激而极度不安的话，有可能发生滞产或产后大出血。

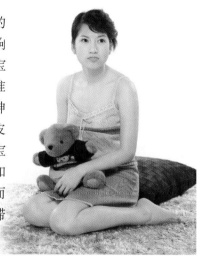

准妈妈应注意调节哪些不好心态

对于孕期，准妈妈应该以平常心谨慎对待，不必过于紧张、焦虑，也不要太过放任自流。

＊过分担心宝宝健康的心理

有些准妈妈对怀孕没有科学的认识，容易产生既高兴又担心的矛盾心理。对自己的身体能否胜任孕育胎宝宝的任务、胎宝宝发育是否正常总是持有怀疑的态度，把药物都拒在千里之外。

＊对早孕反应过于担忧的心理

其实严格说来，早孕反应是一种身体和心理因素共同作用而产生的症状。医学家发现，孕吐与心理因素有密切的关系。如准妈妈厌恶怀孕，那么绝大多数准妈妈会孕吐并伴有体重减轻的症状；如果准妈妈本身性格比较外露，心理和情绪变化很大，也会发生剧烈孕吐和其他反应。

＊对未来想得太多，心理过于紧张

有些准妈妈及家人由于盼子心切，对未来的生活又茫然无知，因为对住房、收入、照料胎宝宝等问题的担心，从而导致心理上的高度紧张。

心情不好时，多和朋友聊聊天

倾诉是发泄心中郁闷和不良情绪的方法之一。准妈妈要学会倾诉。

善于协调情绪色彩是保持良好的孕期心态的前提。一些与准爸爸都不能说的情况，可以和亲密的朋友细细说来，一起去寻求解决的办法。

和朋友一起逛逛街、聊聊天，可以很好地缓解心理压力。朋友的安慰和鼓舞，也可以让准妈妈保持愉快的心情。如果朋友正好也在怀孕，或是已经生育了宝宝，两人还可以一起交流孕产的经验，准妈妈可以学习到不少有用的知识，能增强自己的信心。

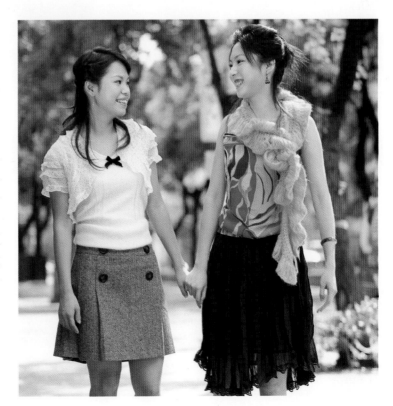

孕早期的情绪调节建议

准妈妈应该保持淡定、乐观的情绪，多和准爸爸、家人沟通，每天写怀孕日记，倾诉自己的心事等。

1 准妈妈应该接受自己怀孕的事实，将妊娠纳入自己的生活计划，多学习一些孕产方面的知识，对妊娠过程中出现的各种生理现象有正确的认识，并为进入妈妈角色作好心理准备。

2 对于孕期出现的各种问题，应该重视但避免惊慌。有疑问时可以问一问有妊娠经历的前辈、朋友或者查阅书本（比如学习本书），还可以向医生咨询。

3 如果准妈妈发生了与别人不一样的妊娠现象，只要不会危及准妈妈和胎宝宝的健康，也不要过分担心。因为人与人之间存在个体差异，在正常范围内出现小小的差异是不足为奇的。

4 日常生活中要多看积极的、高尚的、乐观的事物，给胎宝宝以有利的影响。

5 多和准爸爸、家人作良好的沟通，把自己的需要明确地告诉他们，争取家人的关心和帮助。

6 必须独自面对问题时，可以用记孕期日记的方法，把自己的身体变化，准备做妈妈的心路历程，怀孕各期的心情、烦恼和感受，把胎宝宝的成长、变化，包括他的胎动、踢腿、打嗝、游戏都记录下来，这也是排解准妈妈忧虑情绪的好方法。

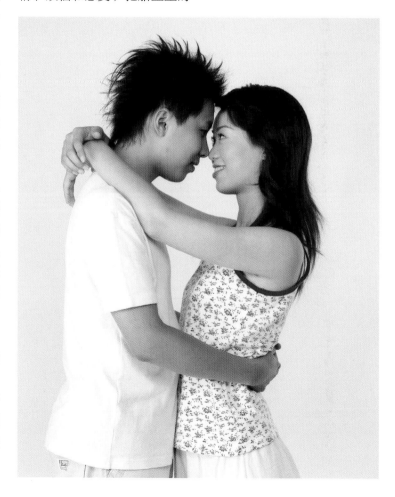

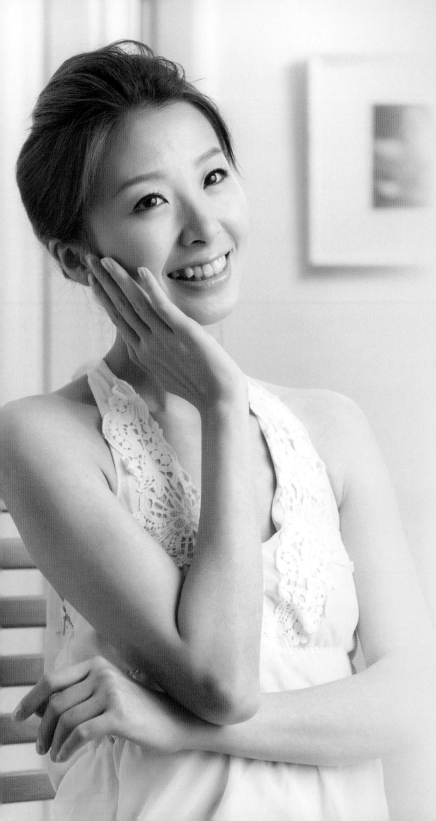

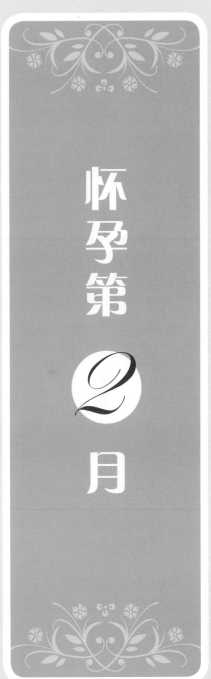

怀孕第 2 月

饮食营养，全面均衡

孕吐期准妈妈应如何保证营养

孕吐是早孕反应的一种常见症状，一般会在怀孕4~8周的时候开始，在8~10周时达到顶峰，然后在第12周时回落。不过也有部分准妈妈孕吐的现象持续的时间会更长。

饮食、精神因素、怀孕后体内激素的变化以及黄体酮的增加，都是引发孕吐的原因。轻度的孕吐反应，一般在妊娠3个月左右即会自然消失；剧烈而持续性的呕吐（表现为全身困倦无力、消瘦、脱水、少尿甚至酸中毒等危重病症），对母子健康影响很大，应及时请医生治疗。

由于怀孕最初3个月，是受精卵分化最旺盛、胎宝宝各种器官形成的关键时刻，因此，孕吐期的饮食调理十分重要。

＊早餐一定不能少

孕吐期的准妈妈大部分都会有晨起恶心的症状，这是由于很长一段时间没有吃东西导致体内血糖含量降低造成的。因此，准妈妈早晨起床之前应该先吃点含蛋白质、碳水化合物的食物，如温牛奶加苏打饼干，再去洗漱，就会缓解症状。

此外，清晨不要太着急起床，起床太猛了会加重反胃的情况。

＊少食多餐，干稀搭配

孕吐期准妈妈的进食方法以少食多餐为好。每2~3个小时进食一次，一天5~6餐，甚至可以想吃就吃。恶心时吃干的，不恶心时吃稀的。进食后万一呕吐，可做做深呼吸，或听听音乐、散散步，再继续进食。晚上反应较轻时，食量宜增加，食物要多样化，必要时睡前可适量加餐。

＊水果入菜，增加食欲

孕吐剧烈时可以尝试用水果入菜，如利用柠檬、脐橙、菠萝等做材料来烹煮食物的方法，来增加食欲，也可食用少量的醋来增添菜色美味，还可以试一试喝酸梅汤、橙汁、甘蔗汁等来缓解妊娠的不适。

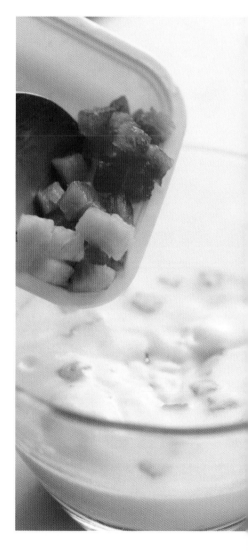

爱吃酸味食物的准妈妈要注意什么

　　很多准妈妈怀孕后特别喜欢吃酸味的食物。酸味能刺激胃液分泌，提高消化酶的活性，促进胃蠕动，有利于食物的消化和各种营养素的吸收。所以怀孕后吃酸味的食物有利于胎宝宝和准妈妈的健康。但并不是只要是酸味的食物就一定是好的。

1 最好选用一些带酸味的新鲜瓜果。这类食物含有丰富的维生素C，维生素C可以增强准妈妈身体的抵抗力，促进胎宝宝正常生长发育。如番茄、青苹果、柑橘、草莓、酸枣、话梅、葡萄、樱桃、杨梅、石榴等，都是不错的选择。

2 可以多喝一些酸奶。酸奶富含钙、优质蛋白质、多种维生素和碳水化合物，还能帮助人体吸收营养，排泄有毒物质，不但营养价值高，而且对厌食症状有一定的治疗作用。

3 准妈妈不宜吃山楂，因为山楂对准妈妈的子宫有收缩作用。准妈妈若食用较多的山楂制品，会刺激子宫收缩，甚至造成流产。

4 准妈妈不要多吃人工腌渍的酸菜和醋制品。人工腌渍的酸菜、醋制品虽然有一定的酸味，但维生素、蛋白质、矿物质、糖类等多种营养丧失殆尽，而且腌菜中的致癌物质亚硝酸盐含量较高，过多地食用显然对准妈妈、胎宝宝的健康无益。

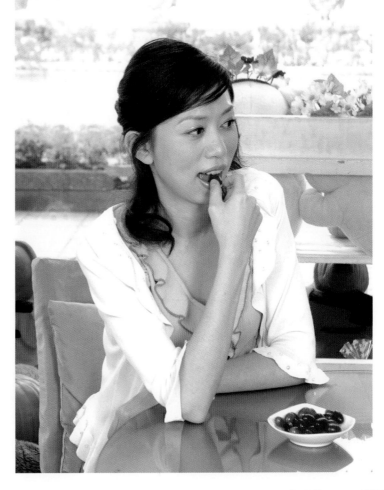

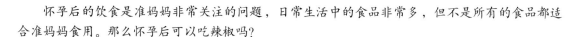

准妈妈可以吃辣味食物吗

怀孕后的饮食是准妈妈非常关注的问题，日常生活中的食品非常多，但不是所有的食品都适合准妈妈食用。那么怀孕后可以吃辣椒吗？

在孕早期由于妊娠反应，大部分准妈妈食欲不佳，适当吃些辣椒，有助于增加食欲。不过，虽然还没有科学依据证明怀孕早期吃辣椒对准妈妈及胎宝宝有不良影响，但吃多了辣味食物容易上火，引起便秘，严重的还会引发痔疮。

因为怀孕时体质会改变，所以如果孕期吃辣有肠胃不适的现象，还是要尽量避免。另外，一些辣制品含有高盐分，盐分摄取过多容易造成准妈妈水肿。在孕早期胚胎着床尚未十分稳定前(即怀孕12周之前)，建议尽量避免食用会刺激或改变胃肠道蠕动的食物。

如果有流产病史或是有早产病史的准妈妈，则整个孕期都不建议食用过辣食物。孕期吃辣，必须要掌握少量、适量、不过量的原则。

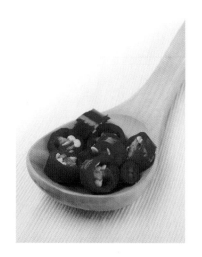

维生素B$_6$该怎么补

不少准妈妈在孕早期都会出现食欲缺乏、呕吐等早孕反应，如果适量服用一些维生素B$_6$，可以明显地减轻这些症状。

对于准妈妈来说，怀孕的前两个月，每天服用10毫克维生素B$_6$能够明显减轻呕吐等早孕反应。如果妊娠反应较重，则可以在医生的指导下加大服用维生素B$_6$的剂量，不应自己随意加大剂量，过多、过久地服用维生素B$_6$对妈妈和胎宝宝都不利。准妈妈可以多吃一些动物肝脏、鱼、蛋、豆类、谷物、葵花子、花生仁、核桃等食物，这些食物中均含有较多的维生素B$_6$。

专家指导

维生素B$_6$要在酸性环境中才能比较稳定，叶酸则需要碱性的环境。如果吃含叶酸的食物或叶酸补充剂时服用维生素B$_6$，由于二者的稳定环境相抵触，所以吸收率都会受影响。因此，维生素B$_6$不能和叶酸一起服用，服用时间最好间隔半个小时以上。

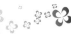

准妈妈需要喝准妈妈奶粉吗

孕早期可以不用喝准妈妈奶粉，到了孕中、晚期可以将牛奶换成准妈妈奶粉，以保障充足的营养。因为孕早期胚胎较小，生长比较缓慢，准妈妈所需热能和营养素基本上与孕前相同。并且怀孕后，准妈妈会比较注意饮食营养，而孕早期所需的营养又跟普通人一样，所以在孕早期不需要马上食用准妈妈奶粉。再加上早孕反应，准妈妈可能也喝不下准妈妈奶粉。

到了孕中期，随着恶心、呕吐等不适慢慢减退、消失，准妈妈的胃口越来越好，胎宝宝所需的营养也越来越多了。

即便均衡饮食，也有相当一部分准妈妈由于食量、习惯等，仍难以获得满足胎宝宝生长及自身健康的诸多营养素，尤其是钙、铁等。所以建议有条件的准妈妈可以在孕中、晚期，把孕期所需的牛奶换成准妈妈奶粉，来弥补营养不足。

专家指导

准妈妈奶粉是专门为准妈妈准备的一种奶粉，它在牛奶的基础上，特别添加了叶酸、钙、铁、DHA等各种孕期所需要的营养成分。

吃什么可以让胎宝宝发质更好

如想要出生后的宝宝发质更好，准妈妈应在孕期吃一些坚果类的食品，如芝麻、核桃等。但是注意，坚果类的食品油分重，一次不要吃多了，吃多了不易消化，而且会影响食欲。

如果准爸爸、准妈妈头发早白或者略见枯黄、脱落，那么，准妈妈可多吃些含有B族维生素的食物。比如瘦肉、鱼、动物肝脏、牛奶、面包、豆类、鸡蛋、紫菜、核桃、芝麻、玉米以及绿色蔬菜，这些食物可以使宝宝的发质得到改善，不仅浓密、乌黑，而且光泽油亮。

日常护理，细心到位

如何缓解早晨起床后的恶心感

准妈妈可以把晨吐看做是身体对胎宝宝生长的一种保护机制，是使准妈妈和胎宝宝免于食物过敏和保护胎宝宝器官生长不受化学药物影响的最自然的方法。这样就能避免发生晨吐时，准妈妈情绪低落。

以下几种小方法也可以帮助准妈妈缓解孕早期的晨吐：

1 早晨起床时动作要慢。

2 在床边放一些小零食，如饼干、全麦面包等，每天在睡前以及起床前都吃一点，可以减轻晨吐。

3 吃姜也可以缓解恶心的症状，不过每天吃姜的次数不可超过3次。香蕉也有不错的镇定功效，可以减轻恶心、晨吐。

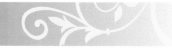

4 喝水时加些苹果汁和蜂蜜，或者吃些苹果酱，可以起到保护胃的作用。

5 清晨刷牙经常会因刺激而产生呕吐，准妈妈起床后不妨先吃点东西再刷牙。

如何减轻孕吐的症状

虽然没有方法从根本上阻止孕吐，但是，只要准妈妈在饮食和生活习惯上作一点小小的调整，就可减轻孕吐的难受感觉。

1 少吃多餐，避免空腹。可以将一日三餐改为每天吃上5~6次，每次少吃一点，或者每隔2~3个小时就吃点东西。

2 茶、柠檬水或甜的碳酸饮料有助于平息反胃的情况。但不要在进餐的同时喝，应在餐前半小时或餐后半小时喝。

3 要多喝水，吸收足够的水分才能避免因呕吐造成的脱水。

4 饮食要清淡，避免吃太油腻或辛辣的食物。

5 疲劳、剧烈运动、嘈杂的环境等都会加剧孕吐情况。准妈妈一定要注意休息，运动要轻量，环境也要安静，

可以缓慢地散步，减轻恶心的感觉。

6 室内最好保持空气清新，温度也要适宜。气温过高也会加重恶心、呕吐。

7 心情的变化也起着很大的作用，压力会加剧孕吐情况。准妈妈要让自己保持心境平和，不要太紧张、焦虑。

准妈妈在孕期可以化妆吗

　　化妆品的配方是否真的天然安全是难以说清的，因为化妆品抽查中经常发现部分化妆品有害物质超标。所以，为了确保孕期安全，尤其是敏感关键的孕早期，还是尽量少化妆的好。如果是必须化妆的准妈妈可以参考以下建议：

1　最好使用同一品牌。像高科技生化产品，祛痘、祛斑的特殊保养品，含激素及磨砂类的产品，不要使用。建议准妈妈最好使用宝宝用的安全皮肤护理品。

2　选择透气性好、油性小、安全性强、含铅少、不含激素且品质优良的产品，否则天气热时不利于排汗，影响代谢功能。

3　妊娠期不画眼线、眉毛，不描红唇，不拔眉毛，改用修眉刀。尽量不要涂抹口红，如果使用，喝水、进餐前应先抹去，防止有害物质通过口腔进入体内。

4　每次妆容的清洗一定要彻底，防止色素沉着。

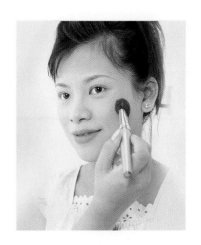

准妈妈可以用润唇膏吗

　　润唇膏本质上是外用药品，各个厂家的选料、配方、制作技术都不同，虽然有些产品标出是准妈妈唇膏，但实际上大部分唇膏是合剂，成分多样，给判断能否使用该种物品带来较大困难。所以，建议准妈妈尽量少用润唇膏。

　　准妈妈最好选用天然的维生素E来滋润嘴唇，还可以通过补充花生油或者是天然植物油来改善嘴唇干裂的症状。

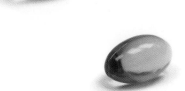

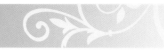

怎样缓解孕早期的疲劳

保证睡眠的质量与时间，做一些轻松的运动等，都可以帮助缓解孕早期的疲劳。

＊保证睡眠质量和睡眠时间

睡眠质量降低也是准妈妈容易发生疲劳的原因之一。如果因为种种原因晚上真的无法睡好，那么建议准妈妈午休时小憩一会儿，即使是15分钟的小睡也能起到很好的休息作用。在办公室休息的准妈妈，在午休时可能无法像在家中一样舒适，只能趴在桌上小憩一会儿，这时候就得注意高度的问题，趴睡时桌上最好多垫个枕头，才不会造成腹部不舒服。

在家中午休的准妈妈要注意，午睡的时间不能太久，1个小时已经足够了。午睡时间太久反而会让准妈妈在晚上难以入睡。

＊做一些轻松的运动也可以缓解疲劳

适当地运动能有效改善疲劳的状况，在孕早期可以选择散步这类轻松的运动。建议准妈妈坚持晚饭后就近到公园、广场、体育场、田野、宽阔的马路或乡间小路散步。最好和准爸爸一起去散步，可以边散步边聊天，既能解除疲劳，又能增进夫妻间感情，对准妈妈和胎宝宝的身心健康均有益。散步的时间长短要根据准妈妈的个人感受来确定，每天的散步不要超过1小时。

＊用热水泡澡或泡脚

热水泡澡和泡脚可以起到舒经活络、温暖全身的作用，能消除一身的疲劳感。

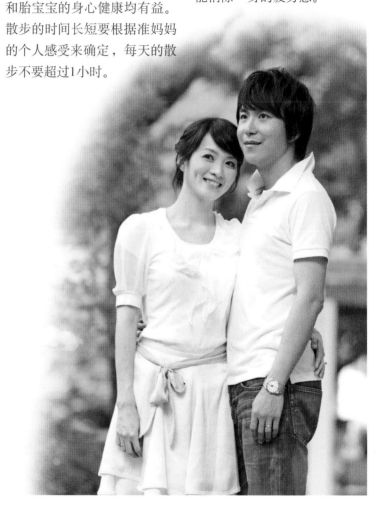

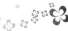

准妈妈看电视时要注意什么

电视机在工作时，显像管会不断产生一些肉眼看不见的射线、高压静电。这些射线和高压静电虽然对普通人没有什么影响，但长时间积累还是会对准妈妈和胎宝宝的健康产生不利的影响。所以，准妈妈在看电视的时候，一定要注意以下的事项：

1 一般准妈妈一次看电视时间不宜超过2小时，避免过度使用眼睛，尤其有妊娠高血压综合征的准妈妈更应注意。

2 准妈妈与电视机的距离应在2米以上，远离X射线和静电影响。准妈妈也可以穿上防辐射服将危险降至最低。

3 保持空气流通，并在看完电视后用清水洗脸、洗手，消除阴极线、放射线对人体的影响，保障胎宝宝的健康。最好经常擦拭带有显示器的电器，清除灰尘的同时，也就把滞留在里面的电磁辐射一并清除掉了。

4 准妈妈不要饱食后看电视，以免使食物积压，也不要边看电视边吃零食或蜷着身体看电视，以免使准妈妈腹腔内压增大，胃肠蠕动受限，不利于食物的消化吸收，特别不利于胆汁排泄，易诱发胆道疾病。

5 准妈妈要避免看恐怖、紧张、悲剧等刺激性较强的节目，以免引起精神高度紧张，对妊娠安全不利。尤其是睡前，不要看刺激性强的节目，建议看一些优美的散文或者同类图书。

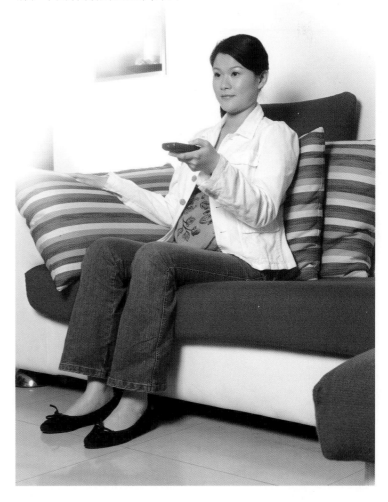

怀孕初期有少量的出血怎么办

　　孕期出血的严重度可大可小，无论准妈妈正处于哪个孕期，有出血状况都需进一步检查。专家表示，对第一次正常怀孕的准妈妈而言，有6~7成的比例可能流产，主要是因为胎宝宝对母体来说是一个外来物，有可能在这种无法适应的状况下流产，因此等到7周左右看到胎宝宝有心跳才算稳定。至于怀孕初期出血的原因以及可能流产的状况，则有以下几种可能：

1 妊娠囊长大，因而把子宫内膜推出，称为着床性出血，属于正常状况，并不影响胎宝宝或准妈妈。

2 胎宝宝异常，像是染色体问题、萎缩卵等，随着血液循环，可能造成流产。

3 受到外力撞击，导致子宫异常收缩流产。

　　最重要的是，准妈妈必须了解自己出血的量、时间和颜色，并马上就诊告知医生，医生评估后才能协助维持准妈妈和胎宝宝的健康状态，若需紧急处置也不致延误时机。面对出血状况千万不可置之不理，或者胡乱服药自行处理，请医生立即诊断才能对症下药。

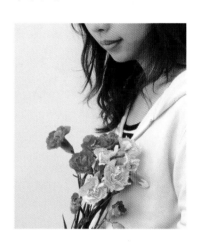

孕期发现子宫肌瘤，需要手术吗

　　子宫肌瘤是指发生于子宫内平滑肌的肿瘤，引起原因不明，有可能与个人体质或遗传相关，需要照超声波才能确认。若有子宫肌瘤不一定每个人都会感到疼痛，因此有20%~30%的准妈妈不自知，怀孕产检照超声波时才意外发现，但基本上有子宫肌瘤不会对孕期造成太大的影响。但有9成的概率肌瘤会随着孕期变大，因此若大到8~9厘米，则有可能会压迫膀胱产生尿频，甚至是不正常出血。另外，肌瘤的位置也很重要，如果肌瘤的位置在浆膜层下，且它往外长出，那么对怀孕的影响不大；但若长在靠近子宫下段，则可能影响产道；若靠近前壁，则可能影响剖宫生产。不过若在孕期进行肌瘤的手术，那么会增加流产、早产的概率，因此一般而言并不建议急着做手术，可先配合专家观察，接着使用支持性的治疗，像是给予药物止痛、补充水分，若有发炎则给予些许抗生素。若是想在生产过程中顺便进行肌瘤切除手术，其实也是非常不建议的，因为血管太多，即使是剖宫产也可能因此造成大出血，再加上产后子宫收缩也会增加大出血的概率。

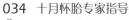

准妈妈可以练习瑜伽动作吗

如果准妈妈孕前就一直坚持练习瑜伽，孕早期就可以进行较简单的瑜伽练习；如果准妈妈此前从未练习过瑜伽、不常作锻炼或曾经流过产，那么必须到孕中期才能开始练习瑜伽。注意，准妈妈必须在有教授准妈妈练习瑜伽方面丰富经验的合格瑜伽教练的指导下进行瑜伽练习，不宜在家中自己随意练习。

准妈妈合理地练习瑜伽可以增强体力和肌肉张力，增强身体的平衡感，提高整个肌肉组织的柔韧度和灵活度；可以刺激控制激素分泌的腺体，加速血液循环，还能够很好地控制呼吸；可以起到按摩内部器官的作用，有益于改善睡眠，让人健康舒适；可以帮助准妈妈进行自我调控，使身心合二为一，养成积极健康的生活态度。

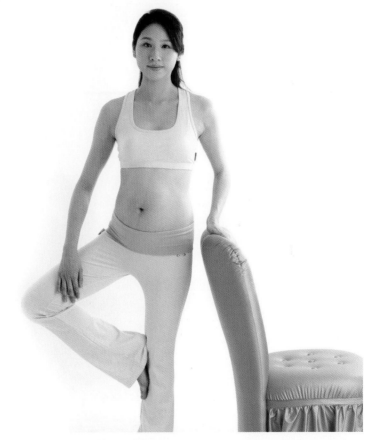

专家指导

瑜伽的练习因人而异，必须与人的身体状况协调。准妈妈可以在专业准妈妈瑜伽教练的指导下练习不同的瑜伽姿势，但必须以个人的需要和舒适度为准。练习时如有不适感，可以改用更适合自己的练习姿势。

建档时需要作好哪些准备

建档就是去医院建立怀孕档案，一般是准妈妈选择在哪家医院生产，就在哪家医院建立档案，以便在整个怀孕期间和生产之后的保健有一个可跟踪查询的记录，万一有什么事情都可以根据历史记录来进行诊断，这一过程对于保障母子平安健康来说是很有必要和很重要的。建档之后准妈妈的每次产检都会记录得很详细清楚，到准妈妈临盆的时候医生会根据准妈妈的身体状况来决定是顺产还是剖宫产，万一有特殊情况也可以在短时间内作出准确的判断。

以下是建档的有关事宜，供准妈妈作参考。

1 在怀孕12周以内，准妈妈需建立健康档案。如果夫妻有一方是外地人，需携带生育服务证、户口本到医院保健科建立健康档案；夫妻双方都是外地的需携带两人身份证。

2 整个孕期准妈妈大约需要产前检查10次。每次产前检查请准妈妈一定携带健康档案并出示给医生，以便医生为准妈妈填写检查情况。

3 住院分娩时一定携带并出示健康档案，医生会帮准妈妈填写分娩记录。

4 产后出院48小时内将健康档案交居住地街道医院保健科，医生会在准妈妈出院3~7天内进行第一次产后访视，指导准妈妈如何坐月子、如何母乳喂养、如何对宝宝进行护理、如何识别母婴疾病等。

5 准妈妈户口所在地的街道医院保健科或社区服务中心将为宝宝进行系统保健和预防接种。

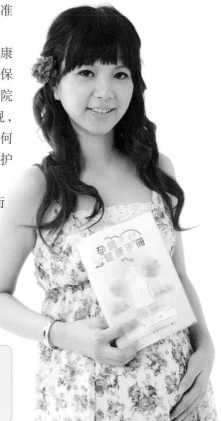

专家指导

各地医院或许有些差异，准妈妈在建档之前应去医院咨询一下。

怎样预防流产

预防流产要从饮食习惯、日常起居、心理保健等多方面加以注意。

1 生活有规律。起居应以平和为上，如早晨多呼吸新鲜空气，适当地活动，每日保证睡眠8小时，条件允许可以午睡一会儿。既不要过于贪睡，也不要太过劳累。养成每日定时大便的习惯，保证大便通畅，但避免用泻药。

2 选择合适的饮食。薏米、山楂、螃蟹、甲鱼不宜多吃。选择富含各种维生素及矿物质的食品，如各种蔬菜、水果、豆类、蛋类、肉类等。

3 注意个人卫生。多换衣，勤洗澡，但不宜选择盆浴，因为脏水和细菌会进入阴道引发感染。特别要注意阴部清洁，防止病菌感染。衣着应宽大，腰带不宜束紧，平时应穿平底鞋。

4 避免使腹部紧张或受压迫的动作，如弯腰、搬动重物、伸手到高处去取东西及频繁地上楼、下楼等。

5 不要乘坐震动很剧烈的交通工具，如坐汽车时尽量坐在前排。

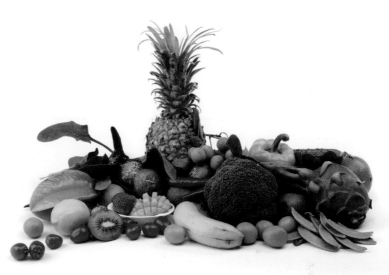

6 保持心情舒畅。自然流产是因为准妈妈大脑皮层下中枢兴奋亢进所致。实验证明，神经系统的机能状态对流产起着决定性的作用，因此妊娠期精神要舒畅，避免各种刺激。

7 一旦发现流产征兆，就应卧床休息，必要时去医院就诊。对有自然流产史的准妈妈来说，妊娠3个月以内、7个月以后应避免性生活，习惯性流产的准妈妈此期应严禁性生活。

专家指导

自然流产是一种淘汰缺陷胎宝宝的机制，不是完全有害的。因此，一旦发生流产，准妈妈也不必过于伤心。

孕早期要注意哪些危险信号

＊ 阴道流血

　　一旦阴道流血，胎盘可能发生了一部分剥离。随着孕期的延长，剥离了一部分的胎盘对胎宝宝的供血常会不足，有可能造成胎宝宝发育迟缓。当先兆流产造成胎盘剥离达1/3时，胎宝宝就会有生命危险了，当剥离达1/2时，胎宝宝必死无疑。发生宫外孕时也会发生阴道流血。少见的阴道流血原因还有葡萄胎。

＊ 妊娠剧吐

　　在孕早期，准妈妈会出现食欲减退、恶心、呕吐的孕吐现象，一般在怀孕3个月后会自行消失，这属于正常生理现象。但一些准妈妈出现过分剧烈的孕吐就应引起重视了，当怀孕出现异常，造成HCG（绒毛膜促性腺激素）过高（最典型的是葡萄胎），孕吐就会增强。

＊ 突发腹痛

　　多见于先兆流产、宫外孕、恶性葡萄胎、早产和胎盘早剥等，准妈妈应及时就医，查明原因。

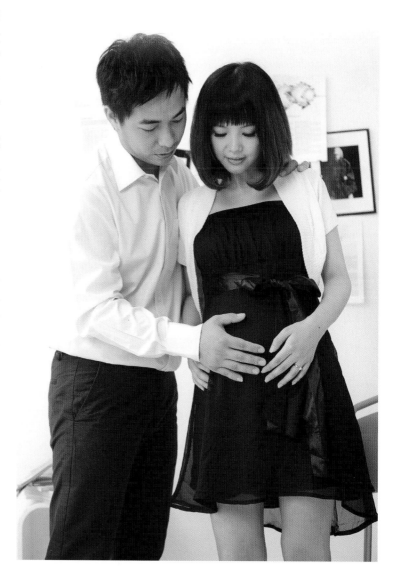

科学胎教，贵在坚持

每天跟胎宝宝一起听音乐

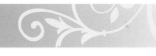

在本月，胎宝宝的听觉器官已经开始发育，而且神经系统也已经初步形成，尽管发育得还不是很成熟，但已经具备了可以接受训练的最基本条件。因此从这个月的月末开始，就可以给准妈妈和胎宝宝放一些优美、柔和的乐曲。

每天放1~2次，每次放5~10分钟。这不仅可以激发准妈妈愉快的情绪，还可以对胎宝宝的听觉给予适应性的刺激作用，为进一步实施的音乐胎教和听觉胎教开个好头。在优美的音乐声中，准妈妈因恶心、呕吐引起的不适会得到缓解，这样也有利于胎宝宝的发育。

同时，由于音乐的曲调、节奏、旋律、响度不同，人体可产生不同程度的情感和理性共鸣。在孕2月里，准妈妈可以听一些镇静、舒心、促进食欲等类型的音乐，如二胡曲《二泉映月》、民族管弦乐曲《春江花月夜》等。

情绪胎教怎么做

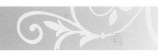

情绪胎教体现了父母之爱，情绪胎教即爱的胎教。要做好情绪胎教，最重要的就是准妈妈要始终保持美好的心境和愉快的情绪。当准妈妈情绪不好的时候，可以采用告诫法、转移法、释放法来改善情绪。

＊告诫法

当准妈妈有坏情绪时，告诫自己"不要生气，生气解决不了问题，现在肚子里还有个胎宝宝正在看着自己呢"！

＊转移法

这是一种较常用的方法，是指当准妈妈情绪不好时，可以通过一些自己所喜欢的活动，如听音乐、看画册、郊游等，使准妈妈的情绪由不好转向欢乐、高兴等。

＊释放法

可以找朋友诉说，可以写孕期日记，甚至哭一场，都能释放心里的压力、委屈和不安！

专家指导

准爸爸也要迅速进入胎教状态。因为，情绪胎教的成功，是准爸爸的责任与准妈妈的行为结合的结果。准爸爸应经常关心和体贴怀孕的准妈妈。

准妈妈情绪调节站

在音乐声中作放松冥想

身心过分紧张会削弱体内免疫系统的机能，冥思、遐想带来的完全松弛会减缓身体的紧张，缓解身心疲劳。

准妈妈作冥想的具体方法如下：

背靠椅上，头部或靠或倚，顺其自然，闭目养神。然后想象一下以往的或者未来盼望的愉快美好的事情，比如在闭目沉思中，描绘腹中未来小天使的形象，一双明亮的大眼睛、双眼皮、高鼻梁、粉红小嘴……

沉思冥想每天可进行2~3次，必须在进食2小时以后进行，以空腹为宜，如早餐前或睡前作效果更佳。冥想的过程中可以听一些轻柔、放松的音乐(冥想的时候听些轻音乐效果很不错，像神秘园、班德瑞、雅尼的作品，巴赫的《恰空舞曲》、马斯内的《泰绮斯冥想曲》、李斯特的《冥想》、德彪西的《月光》等。也可以选择专门的瑜伽冥想音乐，或准妈妈个人喜欢的轻柔抒情的流行音乐)。

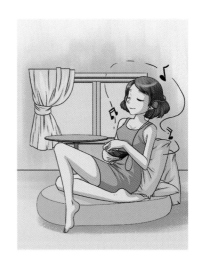

怎么消除准妈妈的致畸幻想

许多准妈妈都会担心胎宝宝的健康问题，比如发育得是否健康、器官是否健全、是否有比较严重的疾病等，内心无比忧虑。心理学家认为，这是典型的"致畸幻想"的表现。

其实造成胎宝宝畸形的原因主要有两种：一是遗传基因缺陷导致胎宝宝畸形，属近亲婚配或有家族遗传性疾病者婚配最易发生此类问题；二是非遗传性基因缺陷导致胎宝宝畸形，往往是由于准妈妈在怀孕期间对致畸因素忽视所致。常见的致畸因素包括微生物(如病毒)、药物和某些化学制剂、某些金属和放射性物质等。

所以，如果准妈妈在孕前进行了优生咨询和体检，确认没有致畸因素的威胁，完全没有必要担心胎宝宝的健康问题。

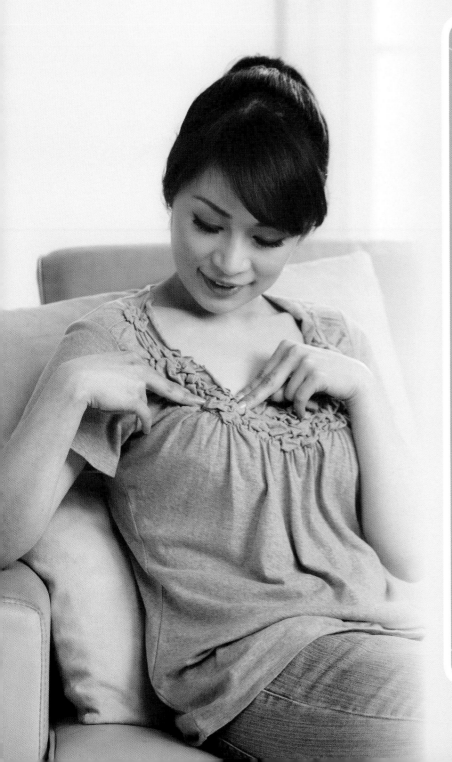

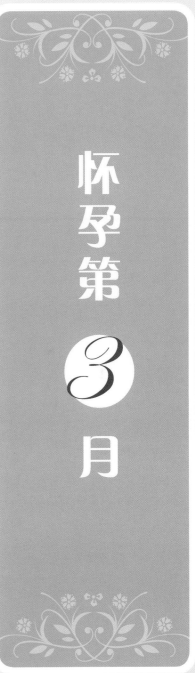

怀孕第 **3** 月

准妈妈能吃冰镇食物吗

在怀孕早期，多数准妈妈都会胃火上升，即便不是在特别热的夏天，也会想吃冰淇淋、喝冰水来缓解燥热。

但是吃冰镇食物容易伤及脾胃，影响吸收和消化功能。或许一开始准妈妈没觉出有什么不对劲，但时间久了，就会出现大便不畅、下身分泌物增多等现象，严重的还可能导致阴道炎，影响正常生产。不仅如此，脾胃功能下降，还会增加肠道疾病的感染、发病率，增大用药风险。

建议准妈妈吃常温下的新鲜蔬果，以补充身体水分，用凉白开代替冰水。同时，准妈妈要注意营养均衡，调养好身体，才能从根本上防止胃火上升带来的"口燥"。

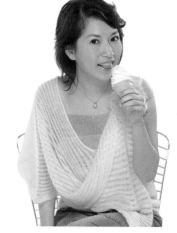

吃什么可以让宝宝视力更好

视力不佳或患有近视的准爸爸、准妈妈，往往会有这样的忧虑：担心胎宝宝遗传上自己的眼疾。处在这种情况下的准妈妈，可以适当多吃些富含维生素A的食物来改善自身和胎宝宝的视力。维生素A又称抗干眼病维生素，对人眼视力有着非常重要的作用。当维生素A缺乏时，人眼对弱光的敏感性就会降低，使暗适应时间延长，甚至造成夜盲症及干眼病。

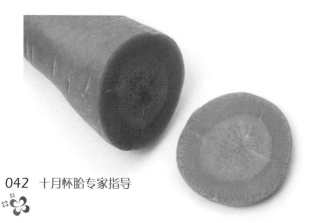

富含维生素A的食物有：动物肝脏、蛋黄、牛奶、鱼肝油、胡萝卜、苹果等。其中尤以鸡肝含维生素A为最多。胡萝卜还可以促进血色素的增加，从而提高血液的浓度。

避免将过敏体质遗传给宝宝

父妈妈中一方有过敏性疾病的，其子女患病率为30%~40%；若双亲均有过敏性疾病的，其子女患病率则高达60%~80%。

1 孕期不要食用可致敏食物，还要禁止吸烟，因为吸烟会增加胎宝宝过敏的概率。

2 避免早产，早产儿因为是不足月分娩的，免疫系统发育不完善，易发生食物过敏。

3 过敏体质的准妈妈，可适当吃一些富含维生素C、ω-3脂肪酸的食物（秋刀鱼、鲑鱼、沙丁鱼、亚麻子油等），抑制身体的过敏反应。酸奶也有抗过敏的功效，可代替牛奶食用。

4 延长母乳喂养时间，建议将哺乳时间延长为1年或者更长时间。在哺乳期间应该避免食用花生及其他坚果，而且视情况避免食用鸡蛋、牛乳、鱼。

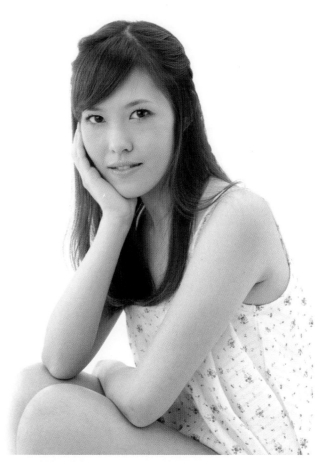

专家指导

有过敏体质的宝宝出生后不要过早添加辅食。等到母乳不足时，应谨慎给宝宝选择低过敏的配方食品，以免辅食添加不当发生食物过敏。建议在胎宝宝出生半年后才喂固体食物，一年后喂乳制品，两年后吃鸡蛋，三年后吃花生等坚果。

孕期要少吃哪些调味料

孕期准妈妈要少吃食盐、味精、醋以及一些热性调料。

* 不宜多吃食盐

食盐量与高血压发病率有一定关系，食盐摄入越多，发病率越高。孕期若过度食用咸食，容易并发妊娠高血压综合征，严重者可伴有头痛、眼花、胸闷、眩晕等自觉症状，甚至发生子痫而危及母婴健康。专家建议孕期准妈妈每日食盐摄入量应控制在6克以内。

* 不宜多吃味精

味精主要成分是谷氨酸钠，血液中的锌与其结合后便从尿中排出。味精摄入过多会消耗大量的锌，不利于胎宝宝神经系统的发育。

* 不宜多吃醋

过多食用醋和酸性食物是导致畸胎的元凶之一。尤其是怀孕最初半个月左右，准妈妈若大量摄入酸性食物，可使体内碱度下降，从而引起疲乏、无力。而长时间的酸性体质，不仅使母体罹患某些疾病，最重要的是会影响胎宝宝正常的生长发育，甚至可导致胎宝宝畸形。

* 不宜吃热性调料

准妈妈怀孕后吃小茴香、大茴香、花椒、桂皮、辣椒、五香粉等热性香料，以及油炸、炒等热性食品，容易消耗肠道水分，使胃肠腺体分泌减少，造成便秘。发生便秘后，会用力排便，令腹压增大，压迫子宫内的胎宝宝，易造成胎宝宝发育畸形、羊水早破、自然流产、早产等不良后果。

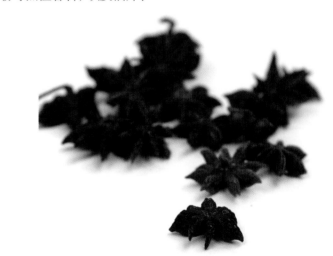

专家指导

在孕早期应尽量避免直接接触洗涤剂(洗衣粉、洗发水、洗洁精等)，以免其中的化学成分被皮肤吸收，在体内积蓄，从而使受精卵外层细胞变性，导致流产。

日常护理，细心到位

为什么准妈妈会尿频

进入孕3月后，因为膀胱受到日益扩大的子宫的压迫，使得膀胱的容量变小，常会有尿频的现象发生。孕早期发生尿频属于正常现象，但准妈妈不可以因为尿频而减少饮水量。

因孕期代谢的需求增加，需水量也就有所增加。准妈妈在孕期体内的新陈代谢加速，饮水量比孕前还要稍微增加一些。准妈妈每天至少要保证1600毫升的饮水量，才能满足身体的需求(也包括牛奶、汤粥或果汁)。

感觉尿频时，准妈妈不妨多上几次厕所，尽量不要憋尿。如果准妈妈觉得晚上老是起夜很麻烦，可在临睡前的两个小时尽量少喝水。还有一个减少排尿次数的方法，就是排尿时身体向前倾，可以彻底排空膀胱。

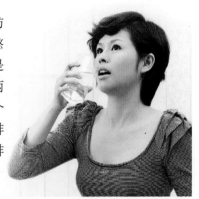

尿频准妈妈怎样减少小便次数

尿频准妈妈可以调整饮水时间，晚上少吃利尿食物，坚持锻炼骨盆肌肉的张力等，能有效减少小便次数。

1 可以调整饮水时间，在白天保证水分摄入，控制盐分。为避免在夜间频繁起床上厕所，可以从傍晚时就减少喝水。

2 有了尿意应及时排尿，切不可憋尿。如果憋尿时间太长，容易影响膀胱的功能，以至于最后不能自行排尿，造成尿潴留。

3 坚持锻炼骨盆底肌肉的张力，利于控制排尿。

骨盆放松练习：四肢跪下呈爬行动作，背部伸直，收缩臀部肌肉，将骨盆推向腹部，并弓起背，持续几秒钟后放松，这有助于预防压力性尿失禁。注意做这个动作时要量力而行，不可勉强。

4 休息时要注意采取侧卧位，避免仰卧位。侧卧可减轻子宫对输尿管的压迫，防止输尿管积存尿液而感染。

5 还要注意保持外阴部的清洁，保持内裤干爽通气，避免因不注意卫生导致尿路感染。养成便后由前往后擦的习惯，避免将肛门附近的污渍带入前阴。

准妈妈可以经常泡热水澡吗

准妈妈应少泡热水澡，因为高温环境可能造成胎宝宝无脑或脑神经缺陷。在怀孕的前3个月，如果准妈妈让身体温度持续超过39℃，就容易造成发育中的胎宝宝脊髓缺损。尤其是在怀孕第1个月，这种伤害的发生概率明显高。因此，准妈妈在孕早期的3个月内，禁止泡热水澡，也杜绝接触其他的高温环境。在洗澡的时候，最好把水温控制在38℃以下，并缩短洗澡的时间。

在孕早期之后，准妈妈泡热水澡也要因个人体质而定。因为此时准妈妈的血液循环和常人不同，在经历冷、热水的过度刺激后，心脑负荷可能无法像一般人那样调适得那么好，很可能发生休克、眩晕或虚脱的情况。所以，建议准妈妈采用其他方法替代泡热水澡，比如淋浴，这是一种相对比较安全的放松方式。

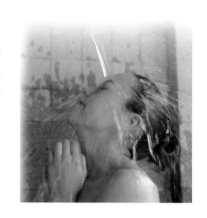

阴道分泌物增多了正常吗

孕期白带增多属正常现象。这是因为，怀孕以后，卵巢的黄体分泌大量雌激素和孕激素，以维持孕卵的着床和发育。12周以后，胎盘形成，逐渐代替了黄体，继续合成大量雌激素和孕激素，因此，准妈妈体内始终保持着高雌激素和高孕激素状态。于是，雌激素和孕激素依赖的细胞发生明显变化，外阴组织变软、湿润，阴道上皮增厚，血管充血，渗出液和脱落细胞增多，宫颈肥大、柔软、充血，腺体分泌旺盛。宫颈腺的分泌和阴道渗出液以及脱落细胞混在一起形成白带，在孕期就会不断地排出体外。

由于阴道分泌物增多，刺激外阴部皮肤发痒，如果不经常清洁处理，往往会引起阴部湿疹、阴道炎或子宫颈炎等感染性疾病。孕期要避免这些疾病就必须保持外阴部的干净，每天可用清洁的温开水擦洗外阴部几次，这样可以不得炎症。

如果外阴部红肿得厉害或奇痒难忍，必须到医院请医生诊治，看是否得了阴道滴虫病或其他疾病。但是，如果怀孕后白带增多并伴有外阴瘙痒和特殊的气味，则应去医院进行检查。

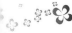

孕期该如何护理私密处

准妈妈要注意保持私密处的干净清爽，勤换内裤，保持外阴清洁，避免交叉感染等。

1 保持外阴部清洁，每天用温开水清洗外阴2~3次。切忌将手指伸入阴道内掏洗，也不要用碱性皂清洗阴道，这样会使阴道呈碱性，利于致病菌的侵入与繁殖(水温要适度，最好是100℃的开水冷却到45℃左右后再使用)。

2 为了防止交叉感染，必须准备专用的水盆及浴巾，以清洗外阴部。用盆洗外阴时，应由前向后洗，注意不要把脏水灌入阴道内。准妈妈阴部如果有发炎现象，在淋浴时，切忌使用肥皂或含有香精成分的刺激性用品，也不可使用过热的热水淋浴，以避免加剧红肿或瘙痒的症状。

3 勤换内衣、内裤，洗净的衣裤不要放在阴暗角落晾干，应放在太阳底下曝晒。内裤的洗涤最好以中性肥皂单独清洗，不要和其他衣服一起洗。

4 大便后，要从前面向后面擦拭，避免将肛门周围的残留大便或脏物带入阴道内。

5 不要穿太紧的裤子或裤袜，尽量保持通风干燥。

6 准妈妈在洗好澡后，别急着穿上内裤，可穿上宽松的长衫或裙子，等阴部风干后再穿上，这样可以有效地预防阴部瘙痒。

准妈妈如何健康使用手机

孕早期是胚胎组织分化、发育最为关键的时期，如果准妈妈长期不正确地使用手机可能会对胎宝宝器官发育产生影响。

1 手机的充电器在充电时，周围会产生很强的电磁波，能杀死人体内的免疫细胞，所以，准妈妈应远离手机充电插座30厘米以上，切忌放在床边。

2 在手机接通的瞬间最好把手机放在离头部远一点的地方，这样可以减少80%~90%的辐射量。

3 在通话过程中，让手机与大脑相距15厘米。建议最好使用耳机，以避免手机天线靠近头部，从而减少辐射的直接危害。有座机的时候最好改用座机通话。

4 不要把手机挂在胸前，或者靠近腹部，因为即使在待机状态下，手机周围也存在电磁波辐射，虽不及接通时危害大，但时间长了也会对准妈妈和胎宝宝造成伤害。

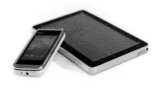

准妈妈如何选择合适的胸罩

随着乳房的不断增大，准妈妈以前的胸罩可能不太合身了，太紧的胸罩会压迫到乳房，还会摩擦乳头影响以后的哺乳，建议准妈妈最好及时更换更合身的胸罩。在胸罩的选择上，准妈妈可以参考以下的建议：

1 选择舒适、吸汗、透气的纯棉质面料。色调应该选择明亮、轻快的，如白色、粉色、淡蓝色等可以带来好心情的颜色。

2 关注胸罩的肩带。合适的肩带应该在肩胛骨和锁骨之间，这样才不会有束缚感。在选购的时候，最好试穿一下，可以举手、耸肩，看看肩带是否会掉下来或让人感到不适。

3 孕期最好选择全罩杯的胸罩，并有软钢托支撑。

4 一般是每两个月为一个阶段，每个阶段至少准备两套内衣。当然，具体还要看准妈妈乳房的变化情况，应该以穿戴舒适为准则。

5 不要穿戴过紧的胸罩，穿戴过紧的胸罩有可能会导致细微纤维进入乳腺管造成堵塞。另外，不要贴身穿化纤衣服或羊毛类的衣服，胸罩要单独清洗。

6 准妈妈的内衣首先应该方便穿脱、清洗，尤其是

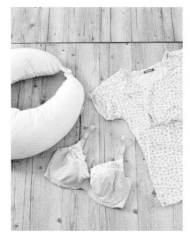

在孕晚期，最好选择搭扣在前面的。

准妈妈如何选择合适的内裤

建议准妈妈选择透气性好、吸水性强及触感柔和的纯棉质内裤，也可以选择准妈妈专用内裤。

1 由于准妈妈的阴道分泌物增多，所以最好选择透气性好、吸水性强及触感柔和的纯棉质内裤。因为纯棉材质对皮肤无刺激，不会引发皮疹。

2 准妈妈可以选择准妈妈专用内裤，这种内裤一般都有活动腰带的设计，方便准妈妈根据腹围的变化随时调整内裤的腰围大小，十分方便。一般裤长是加长的，高腰的设计可将整个腹部包裹，具有保护肚脐和保暖的作用。

3 在妊娠晚期，准妈妈还可以选择有前腹加护的特殊准妈妈内裤，这种内裤可以起到托腹带的功效，减轻准妈妈的身体负担，让准妈妈轻松度过孕期。

准妈妈体重增加多少合适

整个孕期，准妈妈的体重增加总量应控制在9~13.5千克为好。

一般情况下，准妈妈体重在怀孕前3个月增加1.1~1.5千克，以后每周增加350~400克，到足月增加9~13.5千克，就为正常，不算发胖。如超过此体重，就要适当限制进食。

准妈妈的体重增加来自于自身和胎宝宝两方面。这些增加的体重又体现在不同阶段，大致为：

妊娠10周增加体重0.7千克（胎宝宝体重为18~20克）；

妊娠20周增加体重4.1千克（胎宝宝体重为250~310克）；

妊娠30周增加体重8.6千克（胎宝宝体重为1600~1850克）；

妊娠40周增加体重12.7千克（胎宝宝体重为3180~3250克）。

准妈妈可根据这些体重增加情况来测定自己的体重是否合适。不超重即为合适，超重较多就要注意控制饮食了。

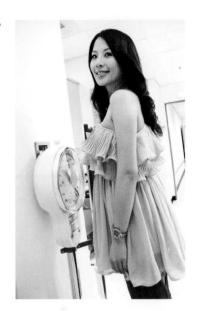

什么是凯格尔运动

凯格尔运动也叫骨盆底收缩运动，准妈妈经常练习可以增强骨盆底肌肉力量，对分娩十分有益。

骨盆底肌肉承载着准妈妈的尿道、膀胱、子宫和直肠。这套运动可以增强骨盆底的肌肉力量，从而减轻压力性尿失禁——70%的女性在怀孕期间或生产后都会被这个问题所困扰。甚至还有证据表明，强健的骨盆底肌肉会缩短第二产程的时间。

骨盆底肌肉练习还能促进准妈妈直肠和阴道区域的血液循环，预防痔疮，加快会阴侧切或会阴撕裂愈合。

在产后经常坚持进行骨盆底肌肉练习，不仅有助于准妈妈对膀胱的控制，而且会增加准妈妈阴道的弹性，让准妈妈产后的性生活更加幸福。

准妈妈最好在刚怀孕时，就开始做骨盆底肌肉运动，产后也应该继续进行。如果准妈妈还没有开始做骨盆底肌肉练习，建议从现在就开始进行，并且要一直坚持下去，成为伴随准妈妈一生的好习惯。

怎样进行凯格尔运动

进行凯格尔运动前，准妈妈需要排空膀胱里的尿液。

1 在开始锻炼之前，要排空膀胱。如果必要的话，可以垫上护垫接住遗漏的尿液。运动的全程，照常呼吸，保持身体其他部分的放松。可以用手触摸腹部，如果腹部有紧缩的现象，则运动的肌肉为错误。

2 平躺，双膝弯曲。练习时，把手放在肚子上，可以帮助确认自己的腹部保持放松状态。

3 收缩臀部的肌肉向上提肛。

4 紧闭尿道、阴道及肛门(它们同时受到骨盆底肌肉支撑)，此感觉如尿急。准妈妈可以将一只干净的手指放入阴道，如果在练习的过程中，手指能感觉到受挤压的话，就表明锻炼的方法正确。

5 保持骨盆底肌肉收缩5秒钟，然后慢慢地放松，5~10秒后，重复收缩。

专家指导

如果准妈妈有小便失禁的问题，尝试在打喷嚏或咳嗽时，收紧骨盆底肌肉。这样做可以有效地防止发生令人尴尬的尿失禁。

每天应练习几次凯格尔运动

刚开始时，准妈妈可以在一天中分多次练习骨盆底肌肉。随着骨盆底肌肉弹性的不断增强，准妈妈可以逐渐增加每天练习的次数，并延长每次收紧骨盆底肌肉的时间。

让骨盆底肌肉练习成为准妈妈生活的一部分，每日必做：比如在早晨醒来时、在看电视时以及睡觉前，准妈妈都可以进行一次凯格尔运动练习。只要坚持做下去，准妈妈肯定可以感受到这项运动带来的巨大收益的。

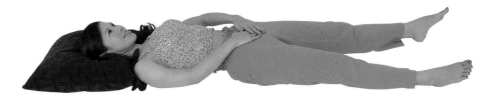

孕期牙齿保健

很多准妈妈都会觉得怀孕期间牙齿似乎变得特别不好，有时甚至半夜牙痛到睡不着，却又不敢乱服止痛药，只好一直忍着；想到去看牙医又觉得害怕，不晓得牙齿治疗过程是否会影响到腹中的宝宝。但准妈妈若是一味忍痛不作处理，这样真的对自己和胎宝宝好吗？

＊都是怀孕惹的祸

首先，要澄清准妈妈容易有的错误观念，以为怀孕时因为身体的钙要分给宝宝，所以牙齿的钙质会流失，造成牙齿容易松动。事实上，怀孕期间血液中的离子平衡变化对牙齿的钙质影响很小，真正影响牙齿健康的还是准妈妈对牙齿口腔的清洁是否足够。

此外，牙龈部分本来就会跟着子宫的周期而变化，所以女性在生理期时牙龈容易肿胀、出血，若加上之前有发炎未处理，甚至可能会形成肿块。怀孕期间形成的肿块俗称为"怀孕瘤"。

专家表示，怀孕时之所以会觉得牙齿变差，主要是因为准妈妈的用餐次数变多，却没有做到时常清洁，例如，吃完消夜后没有刷牙就睡觉，这样就很容易使口腔成为细菌的温床。加上有的准妈妈在怀孕前期会孕吐，孕吐时涌上来的胃酸和食物会造成口腔的酸性高，增加蛀牙的概率。因此，专家建议，准妈妈在孕吐之后，务必要记得使用漱口水漱口（能搭配刷牙最好），以维持口腔的清洁卫生。

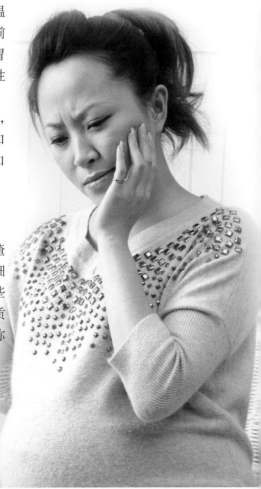

＊为什么会蛀牙

蛀牙的原因是食物的残渣留在牙齿表面，经口腔中的细菌分解后产生酸性物质，这些酸性物质慢慢溶解牙齿的钙质而形成蛀洞，即是蛀牙（又称为"龋齿"）。

孕期也要看牙医

如果怀孕期间真的牙痛，为了保险起见，最好请妇产科医生切实地帮助检查，找出牙痛的真正原因，才能对症下药处理。切勿使用偏方自行处理，这样反会造成牙齿状况恶化！

准妈妈最适合作牙齿治疗的时间是在怀孕中期，也就是4~7个月的时候，这是因为大多数人在看牙齿时通常会紧张害怕，这样的情绪反应可能会影响胎宝宝。因此在胎宝宝尚未稳定的怀孕初期，或可能引发早产的怀孕后期，比较不适合作牙齿治疗。

怀孕期间，除了不适合做"牙齿矫正"手术之外，其他的牙齿治疗手术，如拔牙、补牙、根管治疗等都可以做，但根管治疗只会先做前半部——清洁和"抽神经"的部分，至于后半部的根管充填工作会留待准妈妈生产后再做，因为充填工作需要照X光才能做得确实完整。而不适合做"牙齿矫正"手术的原因是，怀孕期间牙周的骨质钙化不易平衡（因为母体的钙尚需供给胎宝宝），因此牙齿不易稳定。

另外，准妈妈在作牙齿治疗时，也不需担心使用麻药会对胎宝宝有影响。所以准妈妈若是真的发生牙痛问题，不要害怕请牙科专家诊断治疗。很多准妈妈将蛀牙拔掉或是抽掉蛀坏的神经之后，马上就舒服多了，晚上痛到睡不着的失眠问题也连带解决，有助怀孕期间的休息，也不会因为牙痛而让饮食受到影响，所以孕期维持牙齿的健康对母体和胎宝宝都非常重要！

预防重于治疗

平时最好每半年就洗一次牙，并且饭后使用牙线清理及刷牙。准备怀孕的女性更是最好能在怀孕前先作牙齿检查，以了解自己孕前的牙齿状况，并赶快作必要的治疗。怀孕之后，专家也建议孕期中至少能够洗两次牙，以维持牙齿健康。

如前文所述，怀孕之后因为进食次数变多，准妈妈可别偷懒，一定要加强牙齿的清洁，尤其吃完甜食后务必刷牙。若是发现牙齿开始对冷热敏感，即是蛀牙的迹象，一定要尽快去找牙医检查治疗，否则蛀牙的情况只会越发恶化。若是细菌进一步侵入骨组织，那时不仅真的会疼痛难忍，要做的手术治疗也会更加麻烦。所以还是一句老话——预防重于治疗，孕期一定要勤刷牙、勤漱口！

高危险妊娠 3 大对策

当准妈妈被产科专家告知有高危险妊娠的情况时，准爸妈们无不担心与困惑，接下来该怎么办呢？不要太担心，下一步就是要作进一步的确认与评估，以接受适当的治疗处置与追踪。本文将以妊娠高血压(妊娠毒血症)为主，来探讨高危险妊娠的预防及因应对策。

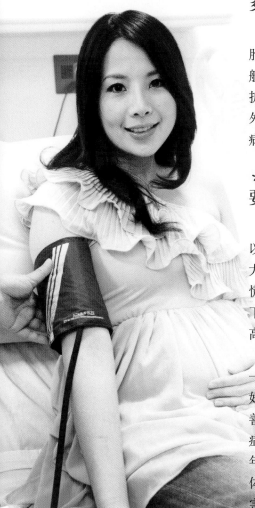

＊高龄准妈妈越来越多，增加怀孕风险

准妈妈年龄若超过39岁，胎宝宝出生时的死亡率约为一般准妈妈的2倍；新生儿须住加护病房的比率也会增加2倍。另外，高龄准妈妈罹患妊娠糖尿病的风险也高出一般族群许多。

＊不是高龄准妈妈也要注意

看到了上面所提到的风险以后，各位准妈妈(尤其是年纪大的)及准爸爸是否会感到惊慌失措呢？而年轻的(指34岁以下)准妈妈是不是就不会是高危险妊娠的候选人呢？

其实答案是否定的！第一，高龄准妈妈若接受详细的妊娠咨询与教育，以及产前妥善照护与治疗，那么发生并发症的概率将会降到最低；第二，年轻的孕妇若是不注重孕期的体重或血压的照护，将严重危害健康！

＊什么是高危险妊娠

简单地说，就是当一个准妈妈在怀孕期间，同时合并有其他足以影响母体健康或胎宝宝发育的异常身体疾病，都可以视为高危险妊娠的情形。另外，若是胎宝宝有先天性异常或发育上的迟缓(常常是因为母体出了状况而引发的)，也必须以高危险妊娠来看待！

总的来说，高危险妊娠包括以下几类问题：

1 准妈妈或准爸爸有特殊遗传性的家族疾病。

2 准妈妈本身有特殊疾病，例如心脏病、自体免疫疾病（如红斑狼疮）、骨骼肢体异常、精神问题等。

3 怀孕期间出现妊娠高血压、妊娠糖尿病等。

4 前胎曾发生早产、流产或其他特殊孕产状况。

5 不适当的生活习惯，例如长期吸烟、酗酒、夜生活，或是高压力下的生活或工作。

6 准妈妈怀孕年龄为18岁以下或40岁以上。

7 准妈妈体重过度超重或过轻。

8 怀孕期间曾感染或出现特殊疾病，例如麻疹、水痘、淋病、癌症等。

本文将以妊娠高血压为主，来探讨高危险妊娠的预防及因应。

✱ 什么是妊娠高血压

一般正常人的收缩血压绝大多数都是介于100~120毫米汞柱（正常值应低于140毫米汞柱），而舒张压则是60~80毫米汞柱（正常值应低于90毫米汞柱），通常怀孕时血压会高出10%~15%，但原则上仍不会超过正常标准。因此，若是怀孕期间血压随着孕期增加而有缓步升高的情形，就必须注意。

然而有一些准妈妈虽然怀孕时血压都是低于140毫米汞柱/90毫米汞柱，但若是与她原本怀孕前的一般水平相比，却已经明显提高超过15%，例如以前收缩压都是在95~105毫米汞柱，但是怀孕到一半的时候血压已经变成130~135毫米汞柱的话，仍然要注意接下来将可能会出现妊娠高血压的情况。

另外一种情况则是准妈妈平常的血压都正常，但若是比较累、紧张或是到医院产检的时候，就出现血压升高的情形。这时准妈妈都会惊讶地说："我在家量都是正常的啊！"然而，这种情形往往代表的是妊娠高血压的前兆了！

✱ 危险的先兆子痫、子痫症

妊娠高血压患者约占准妈妈的5%，不算少见！妊娠毒血症（即先兆子痫）则是更可怕的一种怀孕并发症，它通常发生在第二孕期末与第三孕期初（30周左右），若是发生在第二孕程中（20~25周），则准妈妈与胎宝宝的健康就更加不乐观了！

妊娠高血压综合征的典型特征就是高血压加上蛋白尿（24小时尿蛋白总量超过300毫克才比较有意义），可以观察到准妈妈的脸经常是涨红的，四肢水肿扩及关节而使活动变得很不方便。若是病情没有获得控制而加重的话，则准妈妈会进一步出现剧烈头痛、上腹痛、视力模糊甚至全身痉挛（子痫症）的并发症。

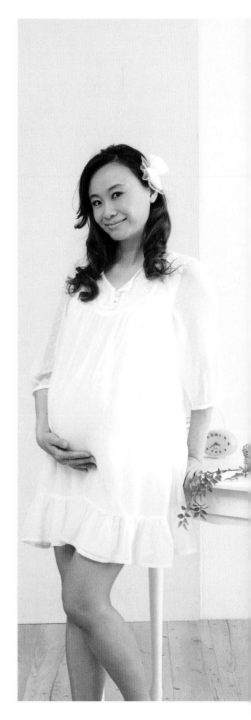

先兆子痫&子痫症

*先兆子痫：指怀孕20周以后，才发现有高血压及蛋白尿或（及）水肿，称为先兆子痫。现在医学上统称为妊娠高血压。

*子痫症：如果有上述症状再加上有全身抽筋现象，则称为子痫症。

如何知道自己的风险

产检时告知专家自己的家族史以及过去的病史，父母及自己是否有高血压的情况，若是有则建议密切追踪及自我监控，例如，每天不定时由家人为自己测血压。

冗长工时及高压力的工作尽量不要做。这类工作会使母体刺激血压的激素分泌上升，而引发高血压。另外，早期怀孕时若压力太大、久站或经常走动，也会使胎盘较不稳固，进一步导致胎宝宝血流供应不顺畅。

是否高龄怀孕或双胞胎以上？若是，则发生血压问题的概率将大幅提高。

是否过度肥胖（孕前BMI＞26），或是初期怀孕体重增加过多（例如怀孕20周左右增加超过10千克以上）？若是，则都是高血压的风险因子。

预防之道并不难

怀孕期间少工作、多休息，琴棋书画优胎教，以降低高压力所产生的高血压。

尽量避免高龄怀孕（或年龄低于18岁），或因人工生殖技术协助而怀两胞胎以上。

体重要有合宜的控制。针对一般中等身材的女性，建议怀孕20周之前体重增加应该在2千克以内，而之后每个月增加也不要超过2千克，最后生产前约增加12千克（2＋2×5＝12）。再来谈谈饮食方面，传统的一人吃两人补的观念已经过时了，现在强调的是营养均衡即可，营养品也不用吃太多（一两样即可）。对于某些食物如水果、饼干、面包、蛋糕、巧克力、珍珠奶茶或果汁都不可以摄取过多，必须有所节制。

适当的产前检查与咨询。根据英国Nicolaides教授在2011年发表的研究与建议：怀孕11～14周（初期怀孕的后半段）是评估胎宝宝染色体异常（尤其是依据颈部透明带所推估的唐氏症与爱德华氏症风险）、胎宝宝结构异常、借由妈妈双侧子宫动脉的血流阻力预估妊娠高血压风险、子宫颈长度预测早产风险、胎宝宝头臀长度来评估胎宝宝发育过小或是巨婴的可能性的最佳检测时机。

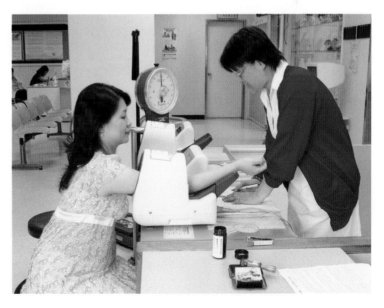

✻ 若已罹患妊娠高血压怎么办

首先不要惊慌，请再一次与专家确认自己身体的状况：血压有多高？有无合并蛋白尿及流失量的多寡？肝肾功能及凝血机能有无受到影响？胎宝宝发育的状况是否符合预期（有些误差是难免的，不要超过2周应该就没问题）？胎宝宝脐动脉血流阻力如何？

3 大对策

接下来有3个对策，可以帮助准妈妈应对孕期中可能发生的状况：

1 减少手边的工作、日常的劳动，倘若可行向公司请长假、安胎假或留职停薪，因为较多的休息与卧床可以稳定血压。同时注意营养的均衡，不要吃过多的淀粉类、糖分高以及盐分重的食物，可以多摄取一点蛋白质！

2 依照产科专家的意见（最好是具备治疗高危险妊娠专长的专家）定期追踪，通常建议是每周一次产检，同时必须测量血压、蛋白尿、胎心音、胎盘功能以及胎宝宝多普勒超声波，来确认妈妈的身体依然能够承受怀孕所带来的压力，而胎宝宝依旧持续健康地生长。若是有任何一方逐渐无法负荷或产生窘迫的现象，专家就必须考虑更积极的监控与治疗了！

3 住院接受血压控制、安胎（通常以镁离子输注为主）以及更严密的胎宝宝监控。然后尽可能等到胎宝宝器官发育成熟（34周以后肺部也大致成熟了），平安地将胎宝宝生下来。通常准妈妈的血压及蛋白尿在生产后就会渐渐地改善。

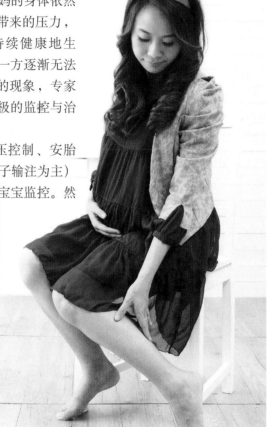

专家指导

高危险妊娠一直都是准妈妈及产科专家所要面对的棘手问题，过程中照顾得当将可以确保准妈妈的健康与新生命能平安地诞生。本文所谈的是最常见的高危险妊娠病症，希望准妈妈及准爸爸能从中获得许多帮助！

科学胎教，贵在坚持

胎教最不适合做的 4 件事

胎教不能随意而为，不当的胎教行为也会给胎宝宝带来危害。

＊忌不良情绪

准妈妈精神紧张，大喜大悲，情绪不定，使母体内的激素分泌异常，造成对胎宝宝大脑发育的危害。因此，准妈妈要使自己精神愉快，心情舒畅，对生活充满希望。

＊忌噪声

噪声能使准妈妈内分泌腺体的功能紊乱，从而使脑垂体分泌的催产激素过剩，引起子宫强烈收缩，导致流产、早产。因此，准妈妈要警惕身边的噪声，不要受噪声影响，更不要收听震耳欲聋的刺激性音乐。

＊忌不合理的运动教育

与胎宝宝作运动联络时，要轻轻抚膜胎宝宝，每天2~4次为宜，有时胎宝宝也会不遵母命，此时就要耐心等待，不要急于求成。作运动胎教时，动作不宜过猛。

＊切忌大声粗暴地训话

这样会造成胎宝宝烦躁不安。等胎宝宝生下来以后，会变得十分神经质，以致对语言有一种反感和敌视态度。

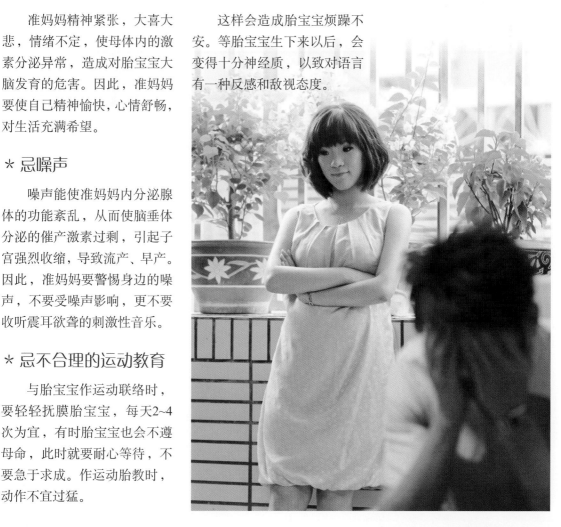

抚摸胎教怎么做

一般过了孕早期，抚摸胎教就可以开始实施，方法主要有4种：来回抚摸法、触压拍打法、推动散步法、亲子游戏法。

＊ 来回抚摸法

来回抚摸胎教可以从孕3月后开始。具体做法如下：

准妈妈腹部完全松弛，然后准妈妈或者准爸爸用手从上至下、从左至右，来回抚摸。

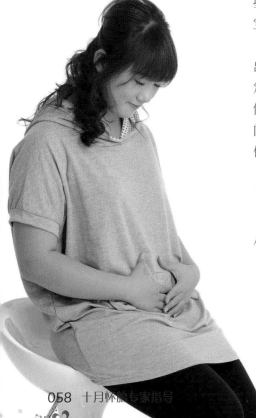

＊ 触压拍打法

触压拍打式抚摸胎教可以从孕4个月后，在抚摸的基础上进行。具体做法如下：

准妈妈平卧，放松腹部，先用手在腹部从上至下、从左至右来回抚摸，并用手指轻轻按下再抬起，然后轻轻地做一些按压和拍打的动作，给胎宝宝以触觉的刺激。

刚开始时，胎宝宝不会作出反应，准妈妈不要灰心，一定要坚持长久地有规律地去做。一般需要几个星期的时间，胎宝宝会有所反应，如身体轻轻蠕动、手脚转动等。

＊ 推动散步法

推动散步式抚摸胎教可以从怀孕六七个月后，当准妈妈可以在腹部明显地触摸到胎宝宝的头、背和肢体时，开始进行。具体做法如下：

准妈妈平躺在床上，全身放松，轻轻地来回抚摸、按压、拍打腹部，同时也可用手轻轻地推动胎宝宝，让胎宝宝在宫内"散步"。

＊ 亲子游戏法

亲子游戏法可以在怀孕5个月有胎动了以后，再开始进行。具体做法如下：

准妈妈先用手在腹部从上至下、从左至右轻轻地有节奏地抚摸和拍打，当胎宝宝用小手或小脚给予还击时，准妈妈可在被踢或被推的部位轻轻地拍两下，一会儿胎宝宝就会在里面再次还击。这时准妈妈应改变一下拍的位置，改变拍的位置距离原拍打的位置不要太远，胎宝宝会很快向改变的位置再作还击。反复进行。

生姜羊肉粥

材料：羊肉 100 克，大米 150 克，生姜 3 片，盐 1 小匙，鸡精和胡椒粉各少许。

做法：

1 将羊肉洗净，切成薄片备用。生姜去皮，切丝或末备用。大米淘洗干净备用。

2 在瓦煲里注入适量清水，烧开，放入大米，用小火煲 20 分钟左右。

3 加入羊肉片、生姜，调入盐、鸡精、胡椒粉，用小火煲 30 分钟左右即可（煲的过程中不要搅动）。

营养功效：这道菜具有温中散寒、回阳通脉的功效，可以治疗恶心、呕吐，很适合孕吐厉害的准妈妈食用。

补脑鱼头汤

材料：胖头鱼鱼头 1 个，豆腐 200 克，枸杞子 8 粒，盐 1 大匙，料酒 1 小匙，姜丝、葱段、植物油各适量。

做法：

1 将鱼头除去鳞、鳃，洗净，剁成小块。豆腐切成块备用。枸杞子用水泡发，洗净备用。

2 锅中加植物油烧热，下入葱段爆香，放入鱼头炒几分钟，淋入料酒，然后加入姜丝和适量清水（以没过鱼头为准），用大火熬煮。

3 待汤呈乳白色时，加入豆腐、枸杞子和盐，用小火煮 5 分钟即可。

营养功效：这道汤既开胃又营养，还对胎宝宝的大脑发育有益，非常适合孕早期的准妈妈食用。

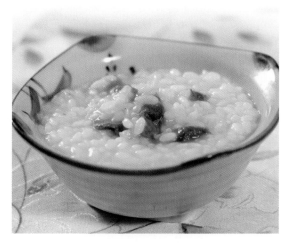

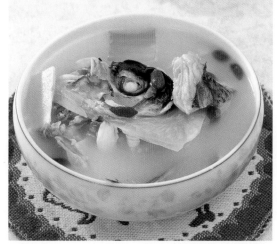

番茄炒虾仁

材料： 虾仁 300 克，番茄 250 克，黄瓜 100 克，鸡蛋清 1 个，水淀粉 1 大匙，葱末、姜末各少许，盐、植物油、鸡精、料酒、白糖各适量。

做法：

1 虾仁洗净，放碗内加盐、料酒抓匀，加蛋清、水淀粉上浆。

2 番茄用热水烫后剥皮，去子，切直径 1 厘米左右的丁，黄瓜切片。

3 锅置火上，放油烧热，放入虾仁过油后捞出备用。

4 锅内留底油，加葱末、姜末炒出香味，加入番茄丁煸炒，随即加入盐、鸡精、白糖、虾仁，用水淀粉勾薄芡，加黄瓜片炒熟，淋上熟油即成。

营养功效： 虾仁含丰富的优质蛋白质和钙质，番茄则富含多种维生素，两者搭配食用可以满足身体的营养需求，酸味的番茄还能开胃补肾，对孕早期的准妈妈颇有益处。

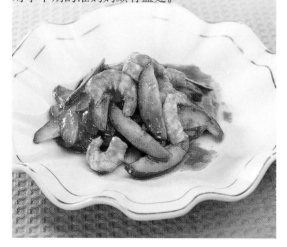

凉拌菠菜

材料： 新鲜菠菜 500 克，花椒、葱丝、姜丝各少许，香油、盐、鸡精各适量。

做法：

1 将菠菜择去老叶，用水清洗去泥沙，捞出控水。

2 锅内注入清水，烧沸，放入菠菜余烫，开始变软时即可捞出，放冷水内过凉，挤净水分，放碗内加精盐、鸡精、葱姜丝拌匀。

3 另起锅，放入少许香油，用小火烧至五六成热时，加入花椒煸炒出香味，捞出花椒不用，将花椒油淋浇在碗内菠菜上，用盘盖住焐一会儿揭开，装入盘内即可。

营养关键： 菠菜中含叶酸丰富，非常适合怀孕早期需要补充叶酸的准妈妈食用，且由于菠菜性滑，大便秘结者吃菠菜有利，肠胃虚寒、腹泻患者应少吃菠菜。

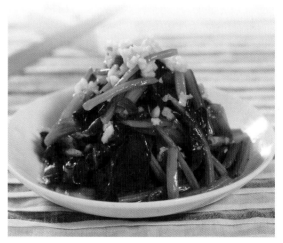

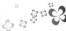

木耳鸡蛋瘦肉汤

材料： 鸡蛋1个，猪瘦肉50克，菠菜50克，水发木耳10克，水发笋片20克，海米1小匙，高汤1碗，盐、味精、香油、酱油各适量。

做法：

1 将瘦肉洗净，切成细丝备用。菠菜择洗干净，切成段备用。木耳洗净，撕成小片。笋片洗净，切成丝备用。

2 将鸡蛋洗干净，打到碗里，用筷子搅散。

3 锅里加入高汤烧开，下入肉丝、海米、木耳、笋丝、菠菜，用大火烧至肉熟，加盐、酱油调味。

4 将准备好的蛋液甩到汤里，待汤重新沸腾后加入味精、香油调味即可。

营养功效： 鸡蛋中含有大量容易被人体吸收的不饱和脂肪酸，对胎宝宝的大脑和视网膜的发育具有十分重要的促进作用，适宜孕1月、孕2月的准妈妈食用。

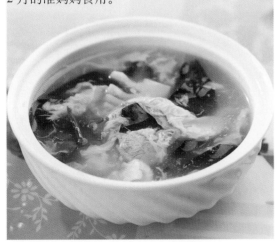

炒鳝丝

材料： 鳝鱼肉300克，青椒100克，水发笋片50克，猪油10克，葱、姜各10克，香油5~10滴，盐、白糖、料酒、鸡精各适量。

做法：

1 鳝鱼肉切成丝，加料酒和少许盐腌10分钟。将青椒、笋片洗净，切丝备用。将葱和姜切成丝备用。

2 炒锅烧干，加入猪油烧热，下入葱姜丝炒出香味，将鳝鱼丝倒入，翻炒至八成熟。

3 加入青椒丝、笋丝、盐、白糖和鸡精，翻炒几下，淋入香油，即可出锅。

营养功效： 鳝鱼中含有丰富的蛋白质、钙、磷、维生素 B_1、维生素 B_2、维生素 C、维生素 P 等营养物质，并含有能降低和调节血糖的鳝鱼素，是糖尿病准妈妈在孕期进补的理想食品。

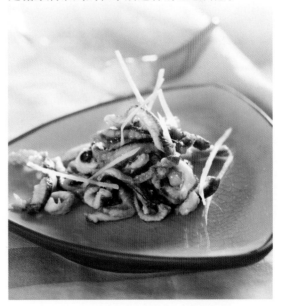

怀孕第 月

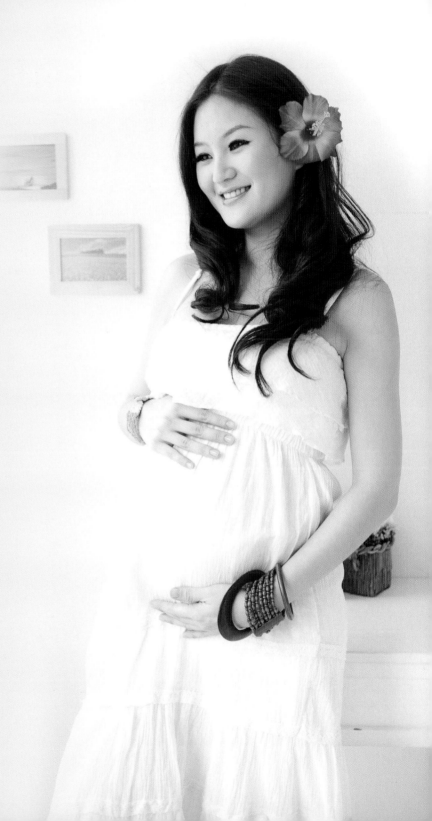

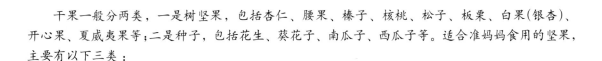

饮食营养，全面均衡

孕期适合吃什么坚果

干果一般分两类，一是树坚果，包括杏仁、腰果、榛子、核桃、松子、板果、白果(银杏)、开心果、夏威夷果等；二是种子，包括花生、葵花子、南瓜子、西瓜子等。适合准妈妈食用的坚果，主要有以下三类：

1 第一是腰果。腰果的营养丰富，含蛋白质达21%，含油率达40%，各种维生素含量也都很高。因此，准妈妈应每天摄入5~8粒(10~16克)的腰果。腰果对准妈妈具有补充体力和消除疲劳的良好功效，还能使干燥的皮肤得到改善。同时还可以为准妈妈补充铁、锌等。

2 第二是核桃。核桃可以生吃，也可以和栗子一起煮粥吃，还可以加适量的盐水煮着吃。1千克核桃仁相当于5千克鸡蛋或9千克鲜牛奶的营养，并有补气养血、温肺润肠的作用。核桃营养成分的结构对于胚胎的脑发育非常有利。准妈妈每天应吃2~3个核桃。

3 第三是葵花子。它富含亚油酸，能促进脑发育，同时也含有大量维生素E，能促进胎宝宝血管生长和发育，还有增强孕酮的作用，有助于安胎。葵花子还含有丰富的镁，对稳定血压和神经系统有重要作用，准妈妈每晚吃一把葵花子可起到安眠的作用。

尽管坚果有如此好的功效，然而凡事须适度，避免过犹不及。准妈妈一定要均衡营养，每天都有一个健康、愉快的心情，相信一定会拥有一个活泼可爱的宝宝。

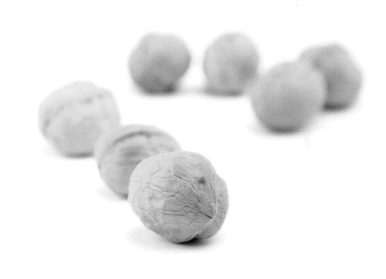

准妈妈应该如何补锌

锌在牡蛎中含量十分丰富，其次是鲜鱼、牛肉、羊肉、贝壳类海产品，再次是豆类及坚果类食物。

在植物类食品中，经过发酵的食品含锌量增多，如面筋、烤麸、麦芽都含锌。而豆类食品中的黄豆、绿豆、蚕豆等，硬壳果类的花生、核桃、栗子等，也含有丰富的锌，准妈妈可以适当多吃这类食物来补锌。但是谷类中的植酸会影响锌的吸收，而且精白米和精白面粉含锌量少，因此，食物不要加工太精细。

动物食品中的锌，一般比植物食品中的锌易于吸收。植酸和食物纤维可抑制锌吸收，其他如磷酸盐、铁、铜、铅、银、钙等，也能抑制锌吸收。

专家指导

注意，锌会抑制铁的吸收，如果铁摄入正常却发生缺铁性贫血，就是锌在起坏作用。准妈妈如果血脂高，也要检查是否锌摄入过多了。

准妈妈吃海鲜需要注意什么

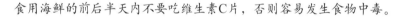

食用海鲜的前后半天内不要吃维生素C片，否则容易发生食物中毒。

因为海鲜往往被污染，其中富集了一些砷。本来五价砷毒性较小，但是如果被维生素C之类的还原剂还原成三价砷，毒性会急剧上升，于是就有了中毒危险。同时，慢性砷中毒还可能引起多种癌症。所以，孕期准妈妈在食用海鲜的时候，一定要记住以下的建议：

1 食用海鲜的前后半天内，不要吃维生素C片，最好也不要大量吃水果等富含维生素C的食物。尤其要少吃寒凉食物，以免引起腹泻。

2 蔬菜和粗粮当中的纤维可以促进重金属的排出，因此适合搭配食用。

3 假如对产品的环境质量不十分放心的话，吃海鲜、河鲜种类每天不超过一种，数量不要超过100克。

4 海鲜、河鲜多为寒性，肠胃虚弱的人要少吃。

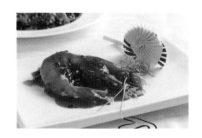

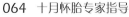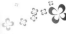

吃什么可以让宝宝长得更高

决定身高的因素35%来自父亲，35%来自妈妈，后天因素只占30%。如果父母个头儿不高，应适当多吃富含维生素D和钙的食物。

维生素D可以促进骨骼发育，促使人体增高，它的这种效果尤其对于胎宝宝、出生后的宝宝最为明显。此类食品有虾皮、蛋黄、动物肝脏以及蔬菜。

钙和维生素D的摄入量要充足。准妈妈严重缺钙时会影响胎宝宝的骨骼、牙齿的构成，甚至可能导致胎宝宝畸形。注意补充铁等微量元素，应常吃蔬菜、海虾等。

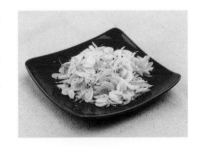

哪些食物可以淡化妊娠斑

部分准妈妈在妊娠4个月后，脸上会出现茶褐色斑，分布于鼻梁、双颊，也可见于前额部，呈蝴蝶形，被称为孕期妊娠斑，它是由孕期脑垂体分泌的促黑色素细胞激素增加而引起的。而黄褐斑是由于组织细胞间的微循环受淤阻，细胞溶解死亡，黑色素增多形成色斑沉着所造成的。脸部的表皮层最薄，毛细血管最丰富，也最易形成色素沉着。

黄褐斑的形成与孕期饮食有着密切关系，如果准妈妈的饮食中缺少一种名为谷胱甘肽的物质，皮肤内的酪氨酸酶活性就会增加，从而导致黄褐斑"大举入侵"。所以，饮食的调理，对于抑制妊娠斑的生长是非常重要的。

*少吃

咸鱼、咸肉、火腿、香肠、虾皮、虾米等腌、腊、熏、炸的食品，葱、姜、辣椒等刺激性食品。

*多吃

新鲜水果、蔬菜中具有消退色素作用的冬瓜、丝瓜、番茄、土豆、卷心菜、花菜、鲜枣、橘子、柠檬，豆制品和动物肝脏等，这些食品对消除黄褐斑有一定的辅助作用。

建议准妈妈多吃富含维生素C的水果，如猕猴桃。维生素C能有效抑制皮肤内多巴醌的氧化作用，使皮肤中深色氧化型色素转化为还原型浅色素，干扰黑色素的形成，预防色素沉着，保持皮肤白皙。

孕期洗澡要注意什么事项

准妈妈洗澡时要注意不要将浴室门锁上，水温和时间都要控制好，最好采取淋浴方式，避免到公共浴池洗澡。

*在自家浴室洗澡时不要锁门

准妈妈在洗澡的时候要注意室内的通风，避免晕厥，最好不要锁门，万一晕倒、摔倒可得到及时救护。

*水温和时间需要控制好

温度控制在38℃左右，时间不超过15分钟。

*最好采取淋浴方式

怀孕后，阴道内乳酸含量降低，对外来病菌的杀伤力大大降低，泡在浴缸内洗澡容易引起病菌感染。

*尽量避免到公共浴池洗澡

如果实非得已，应掌握好时间，尽量选择在人少的早晨去，因为早晨浴池内空气较好，水质也比较干净。孕后期准妈妈就一定不要去了。

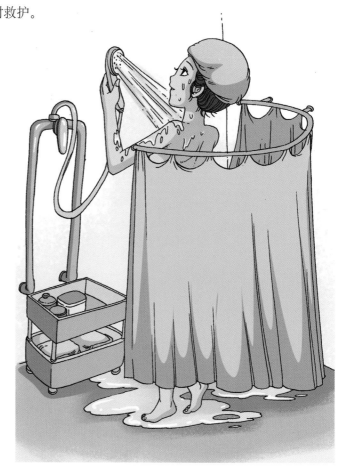

准妈妈孕期该如何护理头发

准妈妈怀孕以后，头发由于受到雌激素的影响而变得光洁、浓密、服帖，并且很少有头垢和头屑，所以准妈妈一定要抓住这一契机，打造出一头秀美的头发。在日常护理的时候需注意洗发用品、洗头姿势以及一些护理常识等。

1 准妈妈要选择适合自己发质且性质比较温和的洗发水。如果原先使用的品牌性质温和，最好能沿用，不要突然更换洗发水。特别是不要使用以前从未使用过的品牌，防止皮肤过敏。

2 洗发姿势要注意。短发的准妈妈头发比较好洗，可坐在高度适宜、可让膝盖弯成90°的椅子上，头往前倾，慢慢地清洗。长发的准妈妈最好坐在有靠背的椅子上，请准爸爸帮忙冲洗。

3 洗头后，准妈妈可以利用干发帽、干发巾将头发吸干。由于干发帽和干发巾的吸水性强、透气性佳，所以很快就能弄干头发，不过要注意选用抑菌又卫生、质地柔软的干发帽、干发巾。

4 孕期不要染发、烫发。在怀孕期间，准妈妈应避免染发、烫发，以免一些化学物质损伤皮肤和影响胎宝宝的发育。

5 多吃富含B族维生素的食物。B族维生素能让头发强韧，因此怀孕期间，准妈妈可以多食用些B族维生素含量高的食物，如小麦胚芽、糙米、动物肝脏、香菇、卷心菜等。

专家指导

准妈妈如果因为肚子增大，不方便洗头时，可以带上自己的洗、护发用品，去理发店请人清洗，也可以让准爸爸帮忙。如果准妈妈需要自己清洗头发，不要保持弯腰洗头发的姿势太久，以免腰酸背痛或者因此而引起子宫收缩。

如何预防、减少妊娠纹

要想预防和减少妊娠纹的产生，准妈妈可以参考以下指导方法：

1. 控制孕期体重增长速度，避免脂肪过度堆积是减轻妊娠纹的有效方法。一般而言，怀孕期间最好将体重增加控制在9~13.5千克之间。

2. 摄取均衡的营养，避免摄取过多的甜食及油炸物，改善皮肤的肤质，让皮肤保持弹性，减少妊娠纹的发生。

3. 适度地按摩，增加皮肤弹性，减轻妊娠纹。建议从怀孕3个月后(孕早期不宜按摩腹部)开始到生完后的3个月内坚持腹部按摩，可以有效预防妊娠纹生成或淡化已形成的细纹。同时配合使用准妈妈专用的除纹霜，产后还可以配合使用精油按摩。

4. 游泳对于恢复皮肤弹性也很有好处，可以借助水的阻力进行皮肤按摩，促进新陈代谢，消耗多余脂肪。因此建议有条件的准妈妈在产后体质恢复以后，可以适当游泳。

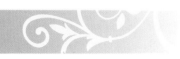

专家指导

目前有一些保健品，主要是供准妈妈使用的，可以促进真皮的纤维生长，增加皮肤弹性，预防妊娠纹，但对于已经形成的伸展纹还没有消除的方法。建议不要随便用药，可在医生指导下服药，否则误服激素类药物，还会造成类似的萎缩纹。

怎样选购称心的孕妇装

挑选孕妇装最重要的就是面料，其次是款式和色彩。

1. 选择质地柔软、透气性强、易吸汗、性能好的衣料，因为怀孕期间皮肤非常敏感，如果经常接触人造纤维的面料，容易引起过敏。天然面料包括棉、麻、真丝等，而以全棉最为常见。尤其是贴身的衣物，最好选择全棉的。

2. 以舒适、宽大为原则，以简单易穿脱的式样为主。上衣适宜选择开前襟的，以方便穿脱。

3. 建议准妈妈选择可调节式的孕妇装。因为在以后的几个月内，准妈妈的体形还会发生较大的变化，所以最好选择可调节性的衣裤，这样就不需要准备很多孕妇装，节省开支。

4. 最好选择色调明快、柔和甜美的颜色，这些色彩可以让准妈妈消除疲劳、抑制烦躁、控制情绪。

14 招解决孕期失眠问题

胎宝宝的存在，让准妈妈一直处于睡不着、睡不饱的状态，相信失眠问题深深困扰着许多准妈妈。如何在怀孕期间舒服安稳地入睡呢？先找出原因，评估症状，再对症下药，从最简易的日常作息开始着手，搭配均衡的饮食、适当的运动，加上心情的调适，相信可以改善失眠情况，让准妈妈整夜好眠到天明！

✳ 孕期失眠的原因

在怀孕期间，除了激素的影响、身体上的改变，怀孕所带来的压力、孕期抑郁等心理状态都有可能是导致失眠的原因。准妈妈在怀孕期间，导致失眠的原因如下：

激素改变

怀孕后，由于体内多了一个新生命，身体内部运作也会随之改变。准妈妈体内的激素改变，会造成孕吐、嗜睡等情形。

体态变化

怀孕中后期，随着宝宝逐渐稳定地成长，准妈妈的肚子、子宫会慢慢变大，腹部凸出，骨盆和脊椎也会受到影响。体态的变化，加上身体所承受的重量增加，准妈妈容易有腰酸背痛的问题，睡觉时也不方便调整睡姿。

孕期症状

准妈妈由于怀孕而导致身体出现许多问题，诸如孕吐、全身酸痛、水肿、便秘、尿频、抽筋等，都会让准妈妈无法好好入睡。

心理因素

孕期除了生理上的变化，心理因素也会影响睡眠质量。像是担心宝宝的健康问题、不预期怀孕、过于焦虑等负面想法，导致容易产生睡眠问题。

✳ 三阶段孕期的症状

怀孕三阶段各有不同导致失眠的症状。

怀孕初期：睡得多、睡得浅，刚怀孕感到不安、孕吐，激素改变导致尿频。

怀孕中期：身体及胎宝宝逐渐适应，睡眠状况是三阶段中相对较稳定的。

怀孕后期：胎宝宝变大，压到膀胱，易有尿频、腰酸背痛、打鼾情况较严重等问题，加上胎动、即将面临生产的焦虑，易有失眠现象。

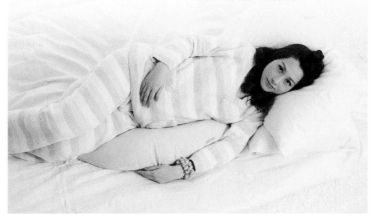

*改善睡眠14招

1 规律作息：养成固定起床及睡眠的时间。

2 睡眠笔记：将每天的睡眠时间都记录下来，了解目前睡眠状态，调整成规律作息。

3 白天小憩不要太久：建议不超过1小时，睡太多易导致夜晚失眠。

4 睡前先上厕所：避免睡觉时还需起床，打断睡眠。

5 营造舒适的睡眠环境：卧室不要摆放和睡眠无关的东西(例如：计算机、电视等)。选择适合自己的寝具，加上微弱的灯光、幽静的环境，最好入眠。

6 做运动：平时做一些缓和运动可帮助睡眠。

7 均衡饮食：均衡摄取营养素对于自己的身体及胎宝宝成长都有帮助。建议以高蛋白质及高纤类食物为主，不要吃油炸、辛辣刺激的食物。

8 少喝含咖啡因的饮料：咖啡、茶等含有咖啡因的饮料不宜喝过多，否则易引起肠胃不适。

9 禁吸烟、喝酒：这些东西不仅会对身体造成伤害，也会影响胎宝宝的成长。

10 补充营养品：适时补充B族维生素可以稳定神经、抗焦虑。

11 睡前喝温牛奶：睡前可以喝一杯温温热热的牛奶，加一点点糖，帮助睡眠。

12 不要逼迫自己入眠：若躺在床上没有睡意，可先起床做些轻松的事，直到想睡时再睡。

13 适时纾解压力：无论是怀孕所带来的压力还是其他因素造成的压力，都要适时地抒发出来，心理上累积的压力会影响孕期的心情和身体健康。

14 亲友、家人的陪伴：孕期易有情绪上的起伏、心情上的焦虑，因此拥有家人、亲友的支持和鼓励是很重要的。

*孕期正确睡姿

　　准妈妈的睡姿以左侧睡为最佳。在怀孕中、后期，胎宝宝逐渐变大，容易压到准妈妈的下腔静脉，影响静脉回流。准妈妈若左侧睡，不会压到重要血管，除了可增加子宫胎盘的血液流量，供给胎宝宝的氧气和养分也可比较充足，还可预防并发其他妊娠疾病。准妈妈睡觉时可以用侧睡枕或靠枕来辅助，并在双腿间夹枕头，或将小腿垫高，促进血液循环。准妈妈不要仰睡，除了会让子宫压迫到腹动脉，还会导致血压偏低，影响供血量。另外准妈妈的腿部容易水肿，可将脚抬高，让血液回流，舒缓脚的不适感。

专家指导

　　准妈妈在怀孕期间激素的变化已让身体感到不太舒服，若加上无法好好睡觉，会导致心情差、无法正常作息，严重甚至会罹患疾病，影响自己及腹中胎宝宝的健康。因此，有失眠症状的准妈妈应尽可能及早养成规律作息，心情上也必须加以调适，以平常心去面对孕期不同阶段的变化，迎接宝宝的诞生。

孕中期定期检查及项目

从本月开始到怀孕7月末，历时4个月，医学上定为孕中期。孕中期是整个孕期感觉最舒适、最安全的时期，但准妈妈千万不能忘了按时作孕期检查。

孕中期检查除了能及时发现异常情况外，医生还会根据准妈妈的具体情况提出保健指导建议，为顺利度过孕晚期和分娩期奠定基础。如果孕中期不注意保健，例如有的准妈妈无节制地大吃，体重增加远远超标，孕晚期各种并发症也会增多，如妊娠高血压综合征、巨大儿等，分娩时容易出现子宫收缩乏力、大出血等，应予以重视。

孕中期检查的常规项目有身高、体重、血压、子宫底高度、胎动情况、胎心率、胎位、尿糖、尿蛋白等，必要时作B超、心电图等检查。

另外，在孕中期可以作些特别的筛查。例如怀孕15~20周可进行唐氏综合征及神经管畸形筛查，怀孕24~28周可进行妊娠糖尿病筛查等。

特殊产检：畸形儿检查

怀孕3个月后，通过羊膜囊穿刺术和超声波检查可以检查出胎宝宝是否有畸形。

＊羊膜囊穿刺术

胎宝宝在胎胞内的羊水中生活，羊水所含的化学物质和细胞成分能准确地反映胎宝宝的情况。穿刺抽出一些羊水，检查其中的一种叫甲胎蛋白的物质。这种物质在正常妊娠15~20周时，含量应每毫升含10微克以下，如果胎宝宝有畸形（如神经管畸形、泌尿系畸形或脊柱裂等），甲胎蛋白比正常增高15~20倍。

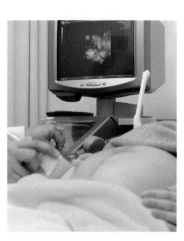

＊超声波检查

通过超声波检查可以发现胎宝宝是否无脑或脑积水、小脑畸形、死胎、先天性神经管缺陷以及先天性心脏病等。

如何自己在家测量宫底高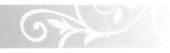

准妈妈怀孕以后，子宫的增大有一定规律性，每月的增长也有一定的标准。每月的产检，妇产科的医生会通过给准妈妈测量宫底高及腹围，估计胎宝宝在宫内的发育情况。因此，从宫高的增长情况也可以推断妊娠期限和胎宝宝的发育情况。自测方法如下：

测量前，准妈妈需要排空膀胱，然后平躺在床上，保持全身放松。将测量尺的末端放置于耻骨联合的上缘顶端，测量尺平置在腹部上，到达宫底顶端，读取两者之间的距离。

妊娠24周之后，准妈妈获取的子宫底测量数据通常会与孕周数(24周时宫底高约为24厘米，此后同理)吻合，也可能存在一些差异(增加或减少1~2厘米)。如果测量数据与预期孕周宫底高度的差异过大，可能意味着多胎妊娠或羊水过多，减少则提示胎宝宝发育不良。

准妈妈可以参考以下的数据，自己估算宫底高：

第3个月末　子宫底在耻骨联合上缘2~3横指

第4个月末　子宫底在脐和耻骨联合上缘之间

第5个月末　子宫底在脐下2横指

第6个月末　子宫底与肚脐持平

第7个月末　子宫底在脐上3横指

第8个月末　子宫底在脐和剑突之间

第9个月末　子宫底在本月达到最高点，在剑突下2横指

第10月时　宫底下降，回复到8个月末水平

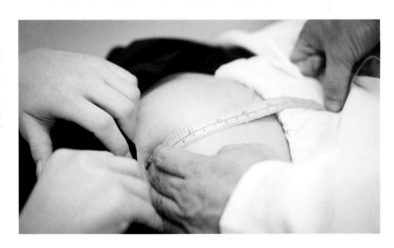

专家指导

建议准妈妈使用非弹性材料制成的测量尺，如裁缝使用的尺子。此外，由于孕晚期及分娩时取仰卧位可能导致宫底高度读数较高，由此导致读数以及孕龄估计的错误。因此建议测量宫底高度时，准妈妈采取半卧位。

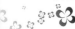

语言胎教怎么做

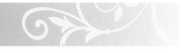

给胎宝宝进行语言胎教可先给胎宝宝起个乳名，然后和他说话、聊天。

＊给胎宝宝起个乳名

怀孕5~6个月，胎宝宝有了听觉，准爸妈可给腹中的胎宝宝取乳名，准爸妈经常呼唤胎宝宝的乳名，胎宝宝会记忆深刻。胎宝宝出生后，当呼唤其乳名时，他听到曾经熟悉的名字时，可有一种特殊的安全感，烦躁、哭闹会明显减少，有时还会露出高兴的表情。

＊和腹中的胎宝宝说话

可从孕4~5个月开始，每天定时和胎宝宝说话，每次时间不宜过长，1~3分钟即可。说话的内容不限，可以问候，可以聊天，可以讲故事，可以朗诵诗词，可以唱歌等，但应以简单、轻松、明快为原则。最好每次都以相同的词句开头和结尾，以加深记忆，这样循环发展，不断强化，效果会很好。

＊准爸爸也要参与语言胎教

胎宝宝特别喜欢准爸爸的声音，因为男性的声音低沉、浑厚。心理学家特别指出，让准爸爸多对胎宝宝讲话，这样不仅能增加夫妻间的恩爱，共享天伦之乐，还能将父母的爱传到胎宝宝那里，这对胎宝宝的情感发育有很大的好处。

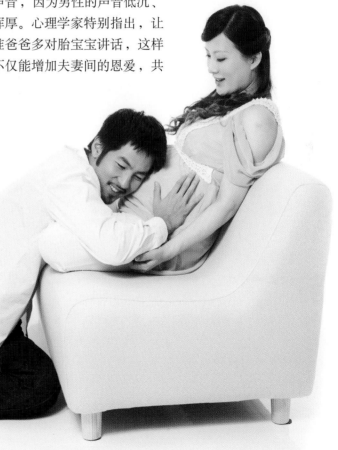

怎样提高胎教的成效

胎宝宝的接受能力取决于准妈妈的用心程度,胎教的最大障碍是准妈妈心情杂乱、不安。因此,要想提高胎教的成效,最重要的就是要让准妈妈的心情保持良好的平复状态。准妈妈可以尝试在胎教中使用以下的呼吸法,来稳定自己的情绪并集中注意力。

1 选择一个安静的场所,可以在床上,也可以在沙发上,坐在地板上也可以。这时要尽量使腰背舒展,全身放松,微闭双目,手可以放在身体两侧,只要没有不适感,也可以放在腹部。尽量不去想其他事情,要把注意力集中在吸气和呼气上。

2 准备好以后,用鼻子慢慢地吸气,以5秒钟为标准,在心里一边数"1、2、3、4、5"一边吸气。肺活量大的人可以吸气6秒钟,感到困难时可以吸气4秒钟。吸气时,要让自己感到气体被储存在腹中,然后缓慢、平静地将气呼出来,用嘴或鼻子都可以。呼气的时间是吸气时间的两倍。也就是说,如果吸时是5秒的话,呼时就是10秒。

3 反复呼吸1~3分钟,准妈妈就会感到心情平静,头脑清醒。

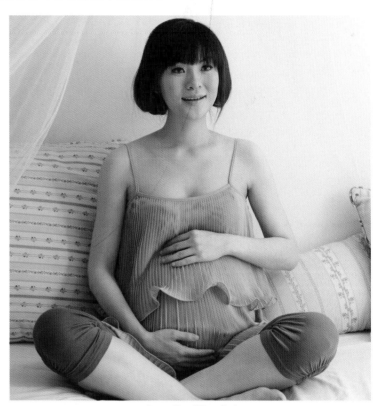

专家指导

准妈妈可以在每天早上起床时、中午休息前、晚上临睡时,各进行一次这样的呼吸,可以有效改善准妈妈妊娠期间动辄焦躁的精神状态。

区别孕期腹痛真正原因

孕期腹痛的可能因素

＊肠胃炎

肠胃炎的主要症状为呕吐、腹泻、腹痛、肠胃痉挛，有时会发烧及身体酸痛，甚至脱水、全身无力。这是因为吃下了受病毒／细菌(或分泌的毒素)污染的食物，或手、餐具不洁而引起。其实准妈妈感染肠胃炎，与一般人的症状并没有很大的差异。不过专家指出，因为准妈妈怀有胎宝宝，因此在不舒服的状况下容易宫缩，会有引发早产的可能，如状况严重，除了针对肠胃炎作支持性的治疗外，也需安胎。因为肠胃炎属于病从口入，因此预防绝对大于治疗，特别是快进入夏天时，准妈妈在饮食上务必注意卫生，不要吃生食，并留意饮食环境是否安全。感染肠胃炎，吐或泻是不可避免的，因为细菌在肠道内也需要借由拉肚子而排出，若强力止泻反而让坏细菌停留在肠道内。因此，专家建议，准妈妈感染肠胃炎后可先空腹1~2餐，饮食宜清淡，像是白吐司、稀饭等，并补充一些电解质液，如严重可以在专家建议下吃些药物，或者打点滴补充水分。

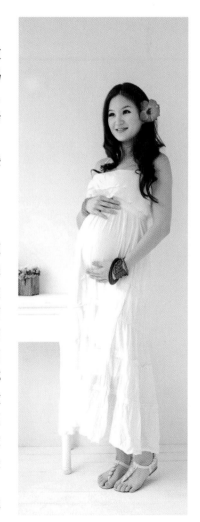

＊急性盲肠炎

引起急性盲肠炎的主要原因，是阑尾出口受到粪石、未消化完全的食物残渣、种子或其他异物，甚至寄生虫阻塞而引起发炎，或者阑尾本身周围淋巴增生肿大，而使出口受到阻塞。其症状一开始是上腹部闷痛，接着会出现呕吐、食欲缺乏的状况，腹痛的位置转至肚脐周围，甚至在右下腹部发现有压痛。专家表示，盲肠炎发生在一般人身上较为轻微，但发生在准妈妈身上，死亡率和罹病率提高，因此要特别小心。此外，因为子宫内有胎宝宝，会将盲肠的位置推到更上方，因此痛点偏向右中腹。专家表示，由于准妈妈盲肠炎痛的位置不典型，若不手术的话反而危险，而这类手术危险性也不高，会采用半身脊椎麻醉，手术过程由外科专家执行。

＊子宫肌瘤

发生于子宫内平滑肌的肿瘤，引起原因不明，有可能与个人体质或遗传相关，通常需要照超声波才能确认，所以往往是产检时才发现。专家指出，若有子宫肌瘤不一定每个人都会感到疼痛，但若肌瘤的生长速度太快，引起退行性变化，则会引发剧烈的疼痛、发烧，最容易发生在孕早期。专家指出，若胎盘的位置接近或覆盖于子宫肌瘤上，在怀孕初期肌瘤可能会引发流产、早产、胎盘早期剥离，而较大的肌瘤到中期则会导致胎位不正，后期则可能造成产前出血。主要因为子宫会随着周数不断变大，引发变性疼痛，若痛点在肌瘤位置，则它也会跟着变大，压迫肠、肛门、腹腔等。因此肌瘤长的位置有很大的影响，

若是在黏膜层外，则可能引发卵巢扭转或破裂，都必须要留意。不过，在怀孕期间不能进行肌瘤手术，一开始必须先观察它的变化，接着使用支持性的治疗，像是给予药物止痛、补充水分，若有发炎则给予些许抗生素。

＊卵巢肿瘤

可分为良性和恶性，必须照超声波观察，若肿瘤不断变大，最常见的并发症包括肿瘤扭转、肿瘤破裂，必须使用腹腔镜手术，接着进行安胎。专家指出，若为良性肿瘤，像是巧克力囊肿、黄体瘤等，可待产后再处理，但若有压迫性的疼痛，硬得压迫子宫，有扭转、破裂（内出血）的可能，才考

虑手术。若为恶性肿瘤，则必须直接考虑开刀，在不影响治疗的状况下，保留孩子。

＊便秘

便秘是孕期常见的扰人症状，若准妈妈三天以上没解便，或者解便很硬、疼痛就可称为便秘。造成孕期便秘的主要原因还是激素的作用，让肠胃蠕动变慢，其他像是子宫变大压迫到直肠的空间，以及怕尿频因此水分摄取变少、纤维质摄取不足、怀孕后运动量变少，都是使准妈妈便秘的可能原因。便秘除了造成主观的不舒服外，还可能让人变得失去食欲，产生胃胀、肠绞痛、腹痛等问题。不过要改善便秘，专家建议必须从日常生活着手，

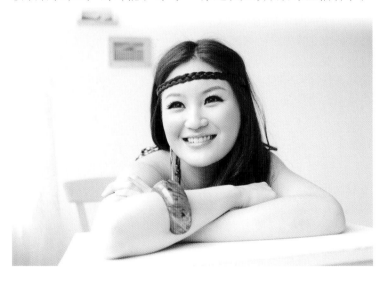

除了让自己的作息正常，还必须多吃高纤食物，保持运动的习惯。若三天以上没有解便，则可请专家开一些软便剂，但准妈妈需留意，最好不要使用浣肠，因为太刺激会引起宫缩。

✳ 葡萄胎

人体共有23对46条染色体，一半来自于爸爸，一半来自于妈妈，但若胚胎的染色体都来自于爸爸，会形成完全性葡萄胎，若又加上妈妈的，则形成部分性葡萄胎。这是一种不正常的怀孕，滋养层细胞异常增生，造成胎盘发育得太快，绒毛细胞水肿，因此像葡萄粒一样充满在子宫内，可借由超声波观察得知。其主要症状为出血，少部分的人可能会严重害喜。专家也指出，葡萄胎的准妈妈腹部会比同周数腹部要大，且可能会有腹痛的症状，不过在孕早期即会被发现，因此即会进行刮除。

✳ 泌尿道发炎

尿频、尿急、尿中带血、解尿疼痛，都可能是泌尿道发炎的征兆，严重的可能会导致败血症，引发子宫不正常的收缩，甚至早产，且任何孕期都可能发生。由于怀孕期间黄体素升高，让尿道、输尿管变得松弛，尿液经过的路径关闭不紧，容易导致发炎。再加上怀孕后子宫会变大，压迫膀胱、输尿管，容易造成阻塞，使尿液流动速度变慢，因而让细菌滋长。此外，有妊娠尿糖的准妈妈也较容易引发膀胱炎，因为糖分就是让细菌滋长的最佳养分。如果有泌尿道发炎症状，务必寻求专家协助用药治疗。此外，准妈妈务必要保持喝水的习惯，不要因为怕尿频就减少喝水量，尽量少穿牛仔裤，并注意如厕的卫生清洁习惯。

✳ 尿道结石

结石会引发腹部疼痛感，不过常常会伴随着呕心与呕吐。专家表示，若在孕期发生，常常被误以为是消化系统的疾病，像是肠胃炎等。平日生活务必要多喝水，并记得及时如厕，才是预防尿道结石的方法。

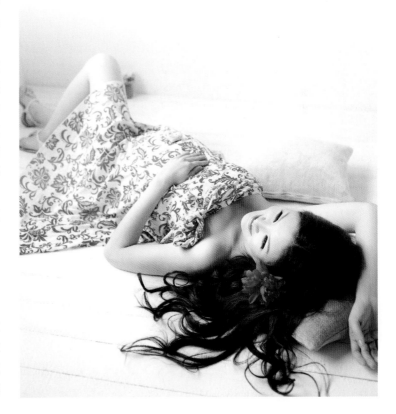

怀孕三阶段引起腹痛原因

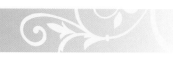

* 子宫胀大，韧带拉扯

随着胎宝宝逐渐成长，子宫也会慢慢扩张，会有尿频的状况，还有因为圆韧带拉扯的关系，甚至出现下腹部、腰部不舒服，会出现一点疼痛感。专家表示，这种现象在第一胎时会比较明显，圆韧带拉扯的同时，会产生左腹或者右腹稍微的刺痛感或者撕裂感，但不会持续很久，不超过10分钟，且会因为变换姿势而消失。这种情况就像是准妈妈本身的韧带跟不上胎宝宝的成长速度，如同骑脚踏车要追着车子跑一样。

* 流产腹痛

若有流产、胎死腹中的状况，都需要依赖超声波诊断。专家表示，流产有60%~70%的概率为染色体问题，若下腹痛持续较久，且伴随子宫收缩，像月经一样大量出血，则为流产征兆，必须立即就医。以下举出几项流产的状况，准妈妈务必留意：

先兆性流产：虽然有流产的前兆，不过胎宝宝仍在子宫内，主要症状有出血、肚子痛，其治疗方式为服用安胎药。

不完全流产：虽然流产，但仍有胚胎组织在子宫内，可使用药物增加子宫收缩，或者直接进行人工手术流产。

过期流产：怀孕20周以内发生胎死腹中，已经可以看到胚囊、胚胎，但无心跳，必须以手术方式将其取出。

无法避免的流产：胚囊、胚胎卡在子宫颈，子宫颈已开，大量出血，持续疼痛宫缩，甚至羊膜破水，必须要以手术取出。

习惯性流产：连续三次以上的流产才算是习惯性流产，务必请专家详尽检查是否有内分泌、子宫异常的状况。

* 子宫外孕

代表胚胎着床的位置不在子宫内，像是输卵管、子宫颈、腹腔内都有可能，在8~9周时即可借由超声波发现。专家指出，子宫外孕造成的疼痛感，因其着床位置而有差异，那一部位会产生剧烈疼痛，严重的会有大出血、血压降低、心跳过速、休克状况。专家说明，子宫外孕的评估可借由抽血检查，如果HCG没有每两天到达两倍的话则可能为子宫外孕。而对于子宫外孕的处理方式，会依照怀孕的周数而定，如果周数小，那么可用药物排出；如果周数已大，胚胎在非子宫内着床处渐渐长大，会承受不住而破裂，造成腹腔出血，严重的会危及准妈妈生命安全，必须做开腹腔镜手术。

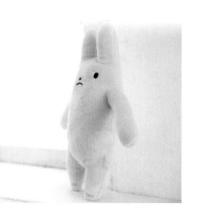

* 胎动

随着周数增加，胎宝宝逐渐长大，准妈妈的肚子开始明显凸起，子宫底到达肚脐附近，因为隆起的腹部使得背部的压力加剧，还有激素使得关节变松，加上坐姿不良，这时腰酸背痛的感觉也随之而来。专家表示，每个准妈妈感觉胎动的时机点不太一样，如果较为敏感，或是生产过的准妈妈，可能就会提早感受胎动，主要是经验问题。一般而言晚上的胎动会比较明显，像是胎宝宝在转身、翻身，或者局部被顶到（背顶出来、脚跟凸出），或是胎位不正，头在上方会顶到肋骨，都会让准妈妈较为不舒服。

* 胃食道逆流

胃食道逆流代表胃酸与食物逆流向上，强酸的胃液进入食道，造成烧心等胸口灼热、胸骨后疼痛症状。特别是怀孕后因为子宫胀大，胃和食道的角度会改变。专家表示，特别是肠胃蠕动差的人，再加上子宫拉扯，导致胃往横隔膜顶，让胃酸不断逆流，因此会感到很不舒服。此时应少量多餐，可吃一点苏打饼干缓解，如必要时可由医师处方吃一些制酸剂。专家提醒，睡前尽量减少饮食，日常生活饮食也不要吃过度油腻，以及含有咖啡因、刺激性物质的食物。

* 圆韧带疼痛

这时候准妈妈子宫明显变大，腹部逐渐膨胀，加上胎宝宝、羊水、胎盘的重量，腰酸背痛的状况会加剧，有时会感觉下腹两侧到耻骨的位置有一点疼痛，这都是圆韧带受到拉扯的影响。不过改变姿势可获得改善，准妈妈也务必不要久站或久坐。

* 子宫收缩

接近预产期，准妈妈要留意子宫收缩的情形，因为这可能是生产产兆。一般而言，子宫收缩的感觉会有点下腹闷痛紧缩，且耻骨上方疼痛、腰酸。专家表示，准妈妈必须学会区别真阵痛和假阵痛。假阵痛通常是不规律的，时间间隔不一定，也不会越来越强，会有局部（下腹）疼痛，且改变姿势可获得改善；真阵痛的频率则很规律，且越来越强、越来越密集，会从腰背到肚子延伸疼痛，也不会因为休息或改变姿势而停止，并持续半小时以上。因此准妈妈不可忽视宫缩，如果时常站着、常做一些劳动工作，可能会引发早产。

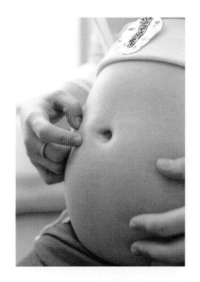

＊胎盘早期剥离

胎盘早期剥离就是胎宝宝还没出生，胎盘就开始剥离，胎盘和子宫分开，导致无法顺利提供养分、氧气给胎宝宝，甚至可能造成胎死腹中、生长迟滞、准妈妈分娩性出血症候群。子痫前症、子宫肌瘤、妊娠高血压的准妈妈，就是胎盘早期剥离的高危险族群。还有不小心受到严重撞击子宫的准妈妈，也可能造成剥离。面对胎盘早期剥离，专家提醒，有时候并没有前兆，出血量也不一定会很多，但是肚子会剧烈疼痛，子宫变得非常硬，并产生子宫僵直性的收缩，这样的紧缩会持续很久都无法放松，因此一旦发生这种状况就很紧急危险。专家也进一步指出，胎盘早期剥离可能会引起子宫中风(所谓的蓝子宫)，血积在胎盘后壁，而其处理方式须依照准妈妈和胎宝宝的状况而定，如果紧急需采取剖宫产方式，若还算稳定可先给予安胎药，减缓子宫收缩。

＊子宫下垂压迫

后期可能会有耻骨疼痛的感觉，主要是因为激素使得骨关节松动，还有胎宝宝的头进入骨盆中快要生产，因此产前可多做凯格尔运动增加肌力，或做膝胸卧式并减少久站。这段时间可能时常有不规则的腹胀疼痛感，如果是规则性的疼痛，伴随下坠感和收缩，则需留意是否为早产迹象。若是因为子宫下垂而造成的压迫感，平时则可使用托腹带减轻负担，并寻求自己舒服的姿势休息。

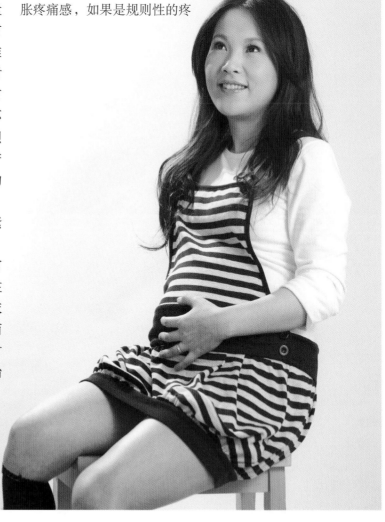

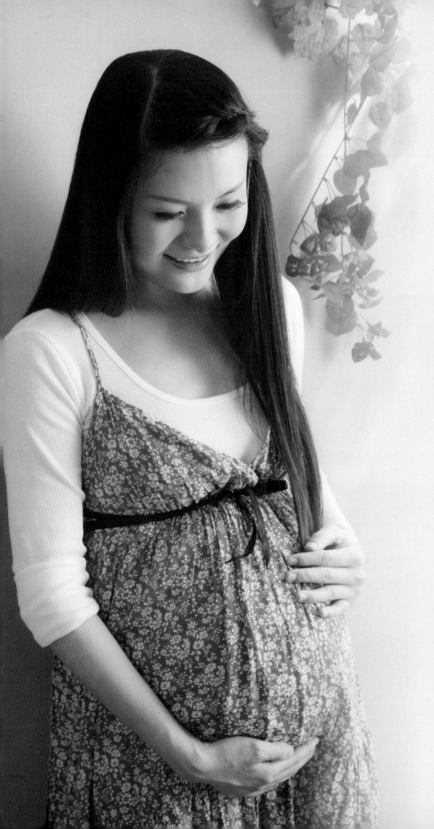

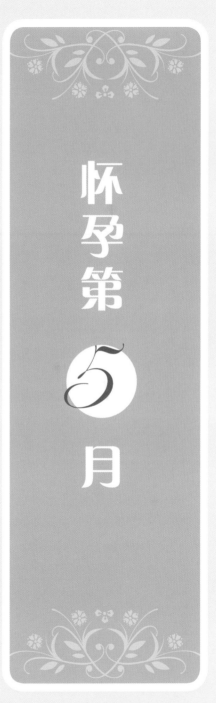

怀孕第

5

月

怎样判断自己是不是缺钙

缺钙的一些常见症状有小腿抽筋、牙齿松动、妊娠期高血压综合征、关节或骨盆疼痛等。

✽ 缺钙症状 1

小腿抽筋：一般在怀孕5个月时就可能出现，往往在夜间容易发生。但是，有些准妈妈虽然体内缺钙，却没有表现为小腿抽筋，容易忽视补钙。

✽ 缺钙症状 2

牙齿松动：钙是构成人体骨骼和牙齿硬组织的主要元素，缺钙能造成牙齿珐琅质发育异常，抗龋能力降低，硬组织结构疏松。如果准妈妈感觉牙齿松动，可能是缺钙了。

✽ 缺钙症状 3

妊娠期高血压综合征：缺钙与妊娠期高血压疾病的发生有一定的关系，如果准妈妈正被妊娠期高血压困扰，那么就该警惕自己是否缺钙了。

✽ 缺钙症状 4

关节、骨盆疼痛：如果钙摄取不足，为了保证血液中的钙浓度维持在正常范围内，在激素的作用下，准妈妈骨骼中的钙会大量释放出来，从而引起关节、骨盆疼痛等。

如果准妈妈发生了以上症状的一种或者几种，应及时求助产科医生，确认是否缺钙，以及确定治疗方案。

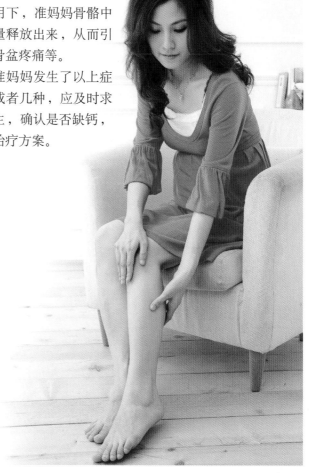

准妈妈补钙需要注意哪些问题

准妈妈补钙时，需要注意钙的摄入量和人体对钙的吸收能力。

1 准妈妈在饮食中应有意安排富含钙质的食物摄入，特别是早期孕吐反应剧烈的准妈妈更要加强。多吃一些虾皮、腐竹、黄豆以及绿叶蔬菜等含钙量丰富的食物，并且保证每天2袋牛奶的摄入量。

2 补钙的同时还要注意补充磷。如果磷摄入不足，钙磷比例不适当，尽管补充了足够的钙，钙的吸收和沉积也无明显增加。海产品中磷的含量十分丰富，如海带、虾、蛤蜊、鱼类等，另外，蛋黄、肉松、动物肝脏等也含有丰富的磷。

3 铁对钙的吸收有一定的抑制作用，同样钙对铁的吸收也不利，如果准妈妈有缺铁性贫血，那么补钙与补铁的时间最好隔开。

4 准妈妈平时要多晒太阳。准妈妈如果多晒太阳，就能得到足量的维生素D，从而使胎宝宝的骨骼和牙齿变得更结实，肌肉变得更强壮。准妈妈最好选择在上午或午后晒太阳，要避开正午的阳光以免晒伤皮肤。

5 钙容易与草酸、植酸等结合，影响钙的吸收，因此补钙最佳时间应是在睡觉前、两餐之间。注意要距离睡觉有一段的时间，最好是晚饭后休息半小时，因为血钙浓度在后半夜和早晨最低，最适合补钙。

6 可乐型饮料、酒精、菠菜等食物中含植酸、草酸和鞣酸，可与钙离子结合成不溶性的钙盐，影响钙的吸收，准妈妈要尽量少食用。

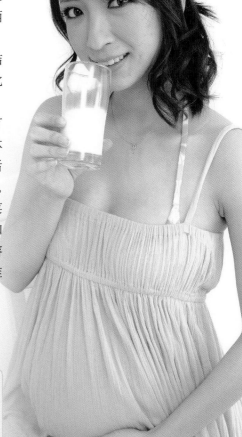

专家指导

不要过多地摄入食盐，食盐过多会增加钙从尿中的流失量。成人摄入盐6克/日，尿中的含钙量不变，若增加6克以上，则尿中的钙量显著增加。

准妈妈需要控制饮食吗

进入孕中期之后，准妈妈就可以摆脱孕早期的恶心、呕吐、没食欲的早孕反应了，胃口会迅速好转。胎宝宝也开始进入了迅速发育的时期，虽然胎宝宝每周增长的体重还不太多，但整个身体和组织器官都在不断地分化、完善，需要大量的营养素。所以，相对于孕早期而言，准妈妈在孕中期的饮食量会相应增多，也会变得比较容易饥饿。

准妈妈可抓住孕中期的良好时机，及时调整饮食，补充营养。但也不能不加限制地过多进食，否则会造成胎宝宝发育成巨大儿(胎宝宝的体重超过4千克)，影响生产。

但是，并非吃得越多就营养越丰富。身体对于营养的需求是有量的标准的，超过这个量，部分营养素还会转变成对身体不利的物质，影响身体健康。

准妈妈在安排孕中期的饮食的时候要结合产检时的医生指导，了解胎宝宝发育是否良好，是否偏大或偏小，同时结合自己身体的胖瘦、是否有妊娠糖尿病、工作量大小等，综合考虑，制订出一个适当的饮食方案。

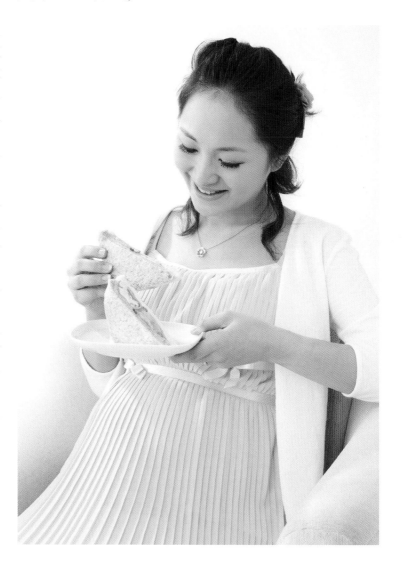

冬令进补准妈妈必知守则

进入寒冷的冬天，好想吃热乎乎的美味药膳锅！麻油鸡、羊肉炉、姜母鸭、十全大补汤、麻辣锅等，肉香、酒香、汤醇，滋补又暖身，在冬天特别受人青睐。但这些药膳，身怀六甲的准妈妈可以吃吗？里面到底添加哪些中药材？哪些中药材是准妈妈可以吃的？哪些是准妈妈不能吃的？准妈妈想跟着时节冬令进补，要怎么吃才能吃得健康又安心呢？

＊冬令进补，强身健体

俗话说：冬天进补，春天打虎。配合冬天天冷适合进补的时节，在寒冬里吃些补药，增加体温、增强体力，并将大量的精微营养物质存于体内，以期望来年的生机勃发，达到养生健体的目的。

那么冬天大家常吃的麻油鸡、羊肉炉、姜母鸭、十全大补汤等，里面都含有中药，准妈妈可以吃吗？要不要先询问中医比较好呢？若是一般体质的准妈妈，麻辣火锅、烤羊肉、姜母鸭，最好不要吃，因为太辛辣容易上火，常吃的话将来生出的宝宝会容易长疮痂，麻油鸡则可以吃一些。但若是准妈妈体质有些问题，最好还是让中医专家诊脉、辨证论治，由中专家开方食用，吃一段时间之后再给专家看诊把脉，依身体状况增减药材，是比较好的调理身体的方法。

此外，准妈妈多属燥热体质，坊间药膳火锅、麻辣火锅等容易上火，其实并不适合准妈妈食用。但真的很想吃时，品尝一点是无妨的。以下分别针对这些药膳来说明准妈妈的食用宜忌。

＊准妈妈冬令进补，怎么吃才好

麻油鸡

麻油鸡可以吃，鸡肉是很好的蛋白质来源，而且麻油不错。麻油本身是凉性，但加老

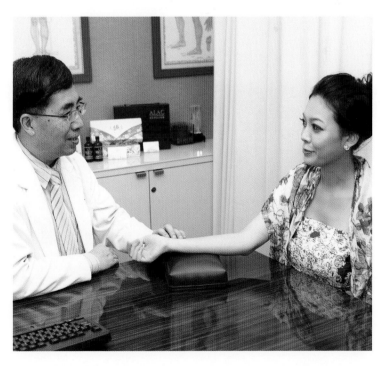

姜爆之后，就会变燥热。因此准妈妈要吃就必须作些调整，例如姜不要放太多，或将老姜改成嫩姜，以免太燥热；不建议加酒，以免胎动不安。

鸡肉：甘温，温中益气，补精添髓，治虚劳羸瘦、中虚胃呆食少、泄泻、消渴、水肿、尿频、崩漏带下、产后少乳、病后体虚。

麻油（胡麻油）：甘凉，润燥通便，解毒生肌，益气血，补肝肾。

烤羊肉

羊肉温性，是不错的食材，属于温补，可补气血，是良好的蛋白质来源。但因为每家羊肉炉的配方不一样，加入的中药材也不明，再加姜又会上火，所以不太适合准妈妈吃，少量吃一点点还好。

羊肉：甘温，补虚益气，温中暖下，治虚劳羸瘦、腰膝酸软、产后虚冷、寒疝腹痛、中虚反胃。

姜母鸭

姜母鸭因为加了很多姜、很辣、易上火，所以准妈妈吃了容易便秘、长痘痘。若是孕期常吃姜母鸭，生出的宝宝容易长疮痂。

鸭肉：甘咸，微寒，滋阴养胃，利水消肿，治痨热骨蒸（发热）、咳嗽、水肿。

麻辣火锅

麻辣火锅就不建议准妈妈吃了，因为里面其实加了很多中药材，各家又有独门秘方，所以根本不知道里面会不会有不适合准妈妈吃的中药材。若准妈妈真的很想吃，偶尔吃一次、吃一些没什么关系，但不要常吃。

十全大补汤（八珍汤）

十全大补汤、八珍汤可补气血，对准妈妈很不错，怀孕

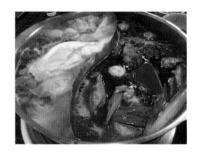

4个月之后就可以吃了！

* 八珍汤的成分

八珍汤是四君子汤加四物汤。四君子汤包括：人参（或党参，不要用高丽参）、茯苓、炒白术、炙甘草。四物包括：当归、川芎、熟地、炒白芍（药）。然而准妈妈食用四物汤比较有争议，因为四物会促进子宫收缩，所以要少放一些，最好由中医专家调配比较妥当。

* 十全大补汤的成分

八珍汤加味黄芪、肉桂就是十全大补汤。十全大补汤可补益气血，减轻手脚冰冷、怕冷等症状，并增强体力。准妈妈若比较虚、手脚冰冷，加这两味不错；但肉桂性燥热、易上火，对

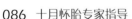

准妈妈不好，所以可用桂枝来取代肉桂，因为桂枝比较不会上火。或是准妈妈食用八珍就可以了！

*可不放当归

怀孕期间，当归不可以吃太多，因为会造成胎宝宝搅动不安，容易滑胎，常吃也会口干舌燥；但若是少量吃一点是没有关系的。

此外，烹煮当归时可以后下，因为当归有两种作用：抑制子宫肌、兴奋子宫肌。当归刚开始煮时，前面被煮出的是当归挥发性的成分，可抑制子宫肌；煮久一点主成分（水溶性不挥发的碱性物质）释放出来之后，就会兴奋子宫肌。所以当归只要在煮好关火前放入煮一下就好，或是放少量烹煮即可。

*怎么吃比较好

八珍汤、十全大补汤是很好的冬令进补药膳，全家人都可吃，可提升免疫力，不容易感冒。但若有感冒、发烧、喉咙痛、便秘等症状时，就不要吃。

八珍汤、十全大补汤炖鸡腿或排骨（猪肉甘咸而平，滋阴润燥，治热病伤津、消渴羸瘦、燥咳便秘）都很好吃，一周可吃1~2次。

*准妈妈饮食温和为宜，不要太燥或太寒

虽然准妈妈大多是燥热体质，但也不可以因为这样就吃很多凉性食物，不然生出来的宝宝体质容易变成寒性（也就是所谓的"冷底"）。所以饮食应以温和为主，不要太燥或太寒。并记得多喝水，促进新陈代谢。

燥热食物和凉性食物说明如下：

*燥热食物：油炸食物、姜、辣椒、蒜头、龙眼、荔枝、榴莲。

*凉性食物：水果中的瓜类、香蕉、柚子，不要大量吃，吃一些没关系。至于常吃的萝卜、大白菜，没有煮之前属寒性，但煮过就变温和，只要不生吃就好。螃蟹也是寒性，尤其是蟹脚肉最寒，吃多了可能会造成流产。

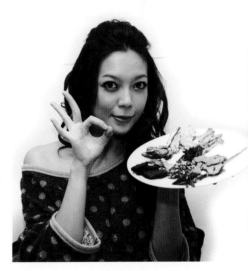

专家指导

其实准妈妈吃太多补品，会自己发胖，体重增加太多并不好。所以准妈妈若要进补，应依前文所述分三阶段，饮食以清淡为原则。

此外，准妈妈的情绪控制很重要，这也是胎教，因为准妈妈的情绪会影响宝宝生出来之后的个性哦！而且要维持良好的生活起居、作息，并注意良好的环境与空气，这些都是胎教，这样生出的宝宝才会健康，也会比较好带。当然体质调理好的准妈妈，生完之后所分泌的母乳也会比较营养哦！

准妈妈该怎样预防黄褐斑

为了达到防斑、治斑的目的，准妈妈一定要在生活上注意调理。有关研究表明，黄褐斑的形成与孕期饮食有着密切关系，如果准妈妈的饮食中缺少一种名为谷胱甘肽的物质，皮肤内的酪氨酸酶活性就会增加，从而导致黄褐斑"大举入侵"。准妈妈可以多吃一些富含维生素C和维生素E的食物，如猕猴桃、番茄、柠檬、黄豆等。

黄褐斑的发生与准妈妈体内的雌孕激素升高也有密切关系，为了避免加重准妈妈内分泌失调的症状，建议准妈妈在日常饮食中少吃油腻的食物。烹调方法也应注意，尽量避免煎炸，以免上火，加重内分泌的失衡。

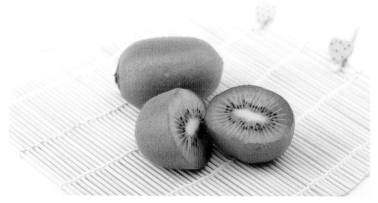

怎么纠正乳头内陷

乳头内陷的准妈妈，应该于怀孕5~6个月时开始设法纠正。

乳头内陷明显，会导致产后哺乳发生困难，甚至无法哺乳，乳汁淤积，继发感染而发生乳腺炎。因此，在孕期纠正乳头内陷很有意义。纠正乳头内陷可以参考以下几点：

1 用一手托住乳房，另一手的拇指和中指、食指抓住乳头向外牵拉，每日2次，每次重复10~20下。

2 将两拇指相对地放在乳头左右两侧，缓缓下压并由乳头向两侧拉开，牵拉乳晕皮肤及皮下组织，使乳头向外突出，重复多次。随后将两拇指分别在乳头上下侧，由乳头向上下纵形拉开，每日2次，每次5分钟。

3 用一个5毫升空注射器的外管扣在乳头上，用一橡皮管连接另一个5毫升注射器，利用负压抽吸方法也有助于乳头外突。

怎样应对妊娠皮肤瘙痒

皮肤瘙痒是让许多准妈妈深感困扰的问题！孕期皮肤痒的原因很多，除了从生活中遵循保养原则，做好必要的预防措施之外，如果因为皮肤异常引起痒感，或症状严重时，不可因为害怕药物影响胎宝宝而排斥就医！只要经专家评估，使用适当且不伤害胎宝宝的药品，就能有效缓解症状，避免皮肤瘙痒影响准妈妈的健康与心情。

＊引发妊娠皮肤瘙痒的5大原因

1 激素变化引起妊娠皮肤瘙痒：怀孕后激素产生变化，容易造成胆汁滞留，引起皮肤瘙痒。

2 皮肤延展产生瘙痒：肚皮在怀孕过程中会有一些伸展状况，当皮肤被撑开后，也会有痒感，这是正常的现象。

3 妊娠性过敏：最常发生在第一胎的怀孕后期，通常生产后可慢慢缓解，不过在发作期间会感到相当不适与困扰。

4 自体免疫引发异常皮肤痒：有些准妈妈因自体免疫异常，攻击皮肤表皮细胞，因而引起皮肤痒，并且会出现类似蚊子叮咬产生的水泡。

5 冲热水或过度清洁：准妈妈很容易因肚皮较紧而冲热水澡，让身体有放松的感觉，以舒缓紧绷感，但可能在过度清洁的状况下，引起皮肤干痒。

＊常见症状，必要时须就医

妊娠皮肤瘙痒以干痒为主，或出现像荨麻疹的症状，皮肤容易红、痒、脱皮，有时会出现风疹块，类似蚊子咬的小丘疹。

若是疾病引起，除了有红、痒之外，也会出现小水泡。准妈妈可作初步自我观察，如果排除不良习惯的因素仍未改善，最好还是请皮肤科专家作诊断。

＊保湿、轻拍可缓解皮肤痒，不要抓痒

准妈妈皮肤痒需要治疗吗？如果因为皮肤异常引起皮肤痒，就一定要接受治疗。

假如非疾病原因造成，纯粹因洗澡时过度冲洗，或准妈妈的皮肤伸展造成干痒时，建议先改变习惯(如洗澡水不要过热、避免使用具刺激性的清

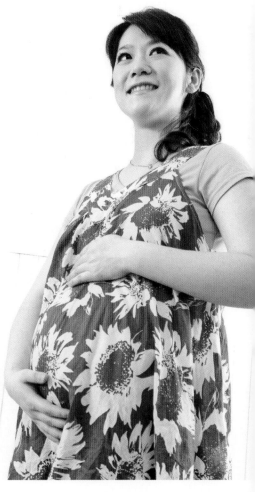

洁用品），或涂抹乳液来预防及缓解症状。

此外，由于痒和痛感的神经有些类似，所以建议准妈妈可采取轻拍、按压等方式，使痒的情形缓解。千万不要搔抓，以免越抓越痒、伤痕累累，甚至容易因此而造成感染！

＊症状严重隐忍不吃药，对准妈妈和胎宝宝反而不利

如果做好保湿以及改变习惯仍未见效果，就要考虑使用药物治疗。然而大部分准妈妈在怀孕期间都会顾虑胎宝宝的健康，而尽可能避免使用药物。有的准妈妈患有妊娠异位性发疹，全身长满了小脓疱，却因为担心影响胎宝宝而拒绝吃药，最后忍了很长时间的痒，还是通过口服药物控制才治好。

为了不影响胎宝宝而选择隐忍不吃药，是非常错误的观念！怀孕中后期胎宝宝的重要器官已发育完成，用药部分比较没有安全上的疑虑，只要在专家评估下，选择适合准妈妈使用的抗组胺，即可有效缓解、根除皮肤痒的问题，也不会影响胎宝宝健康。准妈妈千万不可一味隐忍，这样只会因为不

舒服造成不好的情绪，进而影响胎宝宝健康，反而对准妈妈和胎宝宝更糟！相对的，准妈妈千万不可以自行判断而买药使用。

＊涂药就好或须吃药

准妈妈皮肤痒的治疗一般会先给外用药膏，效果不好再配合口服药，不过如果就医时皮肤状况已经很严重，医生会直接给口服药作治疗。

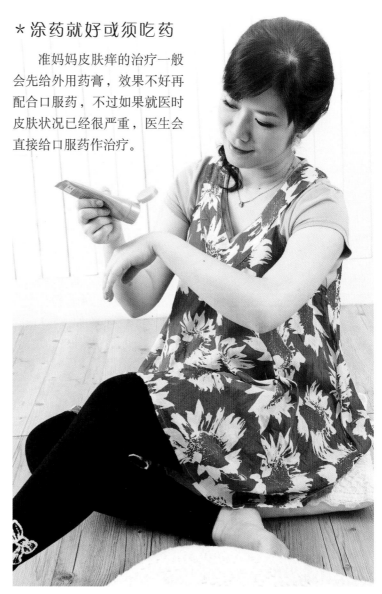

*7大保养方法，减少皮肤瘙痒概率

怀孕期间因疾病造成的皮肤痒，是无法事先作预防的。不过准妈妈可从生活及饮食当中作一些调整，以降低皮肤瘙痒的机会。

1 穿着：衣服尽量以棉质、宽松为主，不要穿太紧的衣服，并避免毛类衣服直接刺激到皮肤。

2 冬天加强保湿及按摩：以避免引发皮肤干痒情形。

3 夏天保持肌肤干爽：夏天因为准妈妈代谢比一般人快，体温较高，所以特别怕热，而且很容易流汗，进而对皮肤造成刺激。建议避免流汗太多引起皮肤瘙痒，可适度吹冷气加以避免，一有流汗，应该赶紧擦干，并保持肌肤干爽。

4 洗澡时水温不要太高：避免使用具刺激性的清洁用品来清洁肌肤。

5 饮食方面：要摄取各类营养，并且避免吃一些以前从未吃过的食物；或是尽量减少摄取容易引起皮肤过敏的食物，例如，带壳海鲜、葡萄柚、奇异果、草莓、杧果等水果，以及香菇、竹笋等蔬菜。

6 避免环境过敏原：包括避免吸入性与物理性过敏原，吸入性过敏原包含花粉、孢子粉、化学溶剂等；物理性则包括阳光、温度、搔抓、压力和运动等，这些都会对皮肤造成影响，准妈妈要多加注意。

7 纾缓压力：怀孕后期准妈妈可能因为腰椎的压力，或因为尿频而睡不好，进而影响情绪，这些压力也会加重皮肤痒感。建议尽量保证足够的睡眠，并适当纾缓压力，保持愉悦心情，让皮肤维持较佳状况。

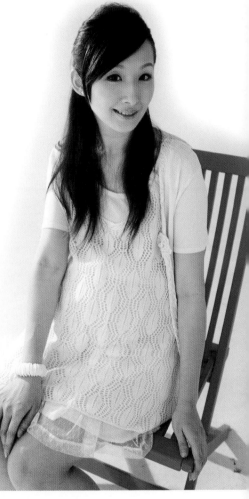

❧ 专家指导 ❧

孕期皮肤疾病较难事先预防，最重要的是一旦皮肤出现异常状况，应及早寻求医生给予治疗。并非一味的忍耐才是对胎宝宝好，不吃药只会使症状恶化，让自己和胎宝宝受罪！除了接受治疗之外，准妈妈应尽量穿着宽松衣物，维持正常生活作息，并避免吃平时不常吃的食物，才能让皮肤瘙痒的概率降到最低。

怎样计算胎动

胎动是准妈妈感受胎宝宝存在的重要征兆，借着胎动可以知道胎宝宝活动的质量，且越到后期越显而易见。不过每个人感觉胎动的时机点不太一样，通常第一胎的准妈妈要到18周左右才能感受到，若是经产妇，16周左右即可感觉到，与个人经验有关。在感受胎动的时间点方面，以晚上较为明显，集中于用餐间或者用餐后，有时候准妈妈肚子饿时胎宝宝的活动力也会较差，还有睡前也会感觉明显，而白天不容易察觉，若有1~2次的自觉性胎动都算正常。总体而言，一天胎动8~10次，但每个人状况不同，若感觉次数有异常，需与之前作比较。当准妈妈觉得胎动的状况不佳时，可轻摇刺激，并摄取一点食物，像是淀粉、葡萄糖类，然后平躺，借此给胎宝宝刺激，但若无法改善则最好去医院监测，了解胎宝宝的心跳变化，特别是高危险妊娠的准妈妈要更留意。

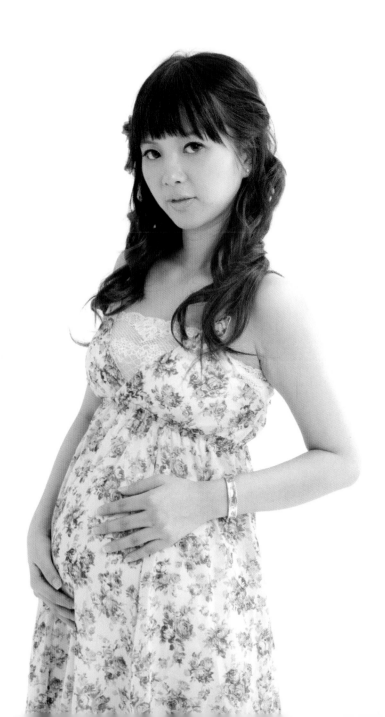

疾病防护，安心孕产

本月产检的注意事项

本月是妊娠第5个月，如果医生没有特别嘱咐的话，准妈妈应该去医院作第三次产前检查，出门之前准备好零钱、卫生纸、围产保健本等。

检查时要把这一段时间以来自己身体有无任何不适告诉医生，特别是还有没有呕吐的现象，有无头痛、眼花、水肿、阴道流血或腹痛等症状。

检查的内容包括：身高的测量、体重的测量、腹围的测量、子宫底的测量、血压的测量、尿常规化验及骨盆外测量等。

在孕20周以后，医生会建议准妈妈在进行产前检查的同时，准妈妈或家人还应进行自我监测，以便随时了解胎宝宝的生长情况，保证胎宝宝的正常发育。孕期自我监测的方法很多，常用的方法有：测胎动、听胎心及检查子宫底的高度。如果发现胎动、胎心音或子宫底高度出现异常，或与妊娠月份不符，则可能说明胎宝宝有缺氧、发育迟缓或存在其他不正常情况，甚至可能表明胎宝宝有危险，准妈妈应该及时到医院作进一步的检查。

特殊产检：唐氏综合征筛查

唐氏综合征检查时间控制非常严格，一般是在孕期的16~18周之间，无论是提前或是错后，都会影响检查结果的准确性。如果错过了时间段，无法再补检，只能进行羊膜穿刺检查。

目前在活产的新生儿中，唐氏综合征发生率是1/800~1/700。患有唐氏综合征的新生儿多为小于胎龄儿或早产儿，表现为肌张力低下、韧带松弛，随着发育表现为智力严重低下，智商20~25，同时还可能伴有先天性心脏病、消化道畸形，成年后可能伴有白内障、精神异常。唐氏综合征是一种偶发的疾病，患者存活年限是20~30年。以前认为只有35岁以上的准妈妈怀孕才有可能生这样的孩子，经过研究，发现只有25%~30%的唐氏综合征发生在35岁以上的年龄组，70%~75%的病例发生于年轻的准妈妈。所以每一个怀孕的准妈妈都有可能孕育先天愚型儿，因此每个怀孕的准妈妈都应该作唐氏综合征筛查。

特殊产检：羊膜腔穿刺

羊膜腔穿刺检查又叫羊水诊断，是产前诊断的重要组成部分。

羊膜腔穿刺是在腹部超声波的导引下，利用特殊长针，经准妈妈的腹部进入羊膜腔，抽取少量的羊水来作为检查标本。羊水中有胎宝宝脱落的细胞、毳毛、白细胞、清蛋白、脂肪、尿盐酸、有机盐、无机盐、激素和酶素类。通过抽取一定的羊水，帮助诊断胎宝宝染色体有无异常、有无先天畸形及一些遗传疾病等，多在怀孕16~20周期间进行。同时可以判断胎宝宝的成熟度，以及在怀疑母体血型不合时，检查羊水中血型物质及胆红素、雌三醇，判断胎宝宝血型。

＊优点

安全性高，一般不会增加准妈妈早产、流产和胎宝宝异常的概率。

＊时机

怀孕第16~21周。

＊适合对象

1 年龄30岁以上的高龄产妇。

2 前次怀孕有过染色体异常胎宝宝者。

3 母血唐氏症筛查结果显示为高危人群者。

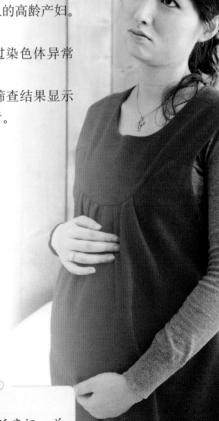

专家指导

准妈妈需作羊膜穿刺检查时，要严格掌握适应证，并配合超声波检查，在严密消毒后让有经验的医生操作。

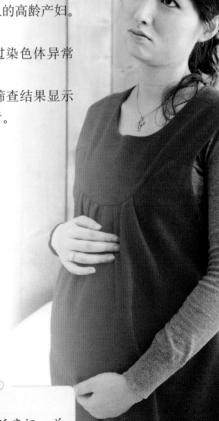

科学胎教，贵在坚持

准爸妈吵架也会影响胎宝宝吗

医学研究表明，在夫妻感情不和睦的环境里孕育的宝宝在身心缺陷方面的概率比生活美满、和睦相处的准爸爸、准妈妈所生的宝宝要高，胎宝宝出生后因恐惧心理而出现神经质的概率也比生活美满、和睦相处的父母所生的孩子要高，而且这类宝宝往往发育缓慢，胆小怯弱，生活能力差。

准爸爸、准妈妈激烈争吵时，准妈妈受刺激后内分泌发生变化，随之分泌出一些有害激素，通过生理信息传递途径为胎宝宝所接受。同时，准妈妈的盛怒可以导致血管收缩，血流加快、加强，其物理振动传到子宫也会殃及胎宝宝。而且争吵中准爸爸、准妈妈的高声大喊，无异于十分有害的噪声，会直接危害胎宝宝。

在准妈妈怀孕期间，准爸爸应体贴、照顾好准妈妈，处理好夫妻之间的一些矛盾，与准妈妈共同分担所承受的压力。双方应互相尊重，互相理解，耐心倾听对方的意见，理智地、心平气和地对待彼此间的分歧。这样才能孕育出一个健康聪明的宝宝。

一起来玩"踢肚游戏"吧

准妈妈或者准爸爸用手掌轻轻拍击胎宝宝以诱引胎宝宝用手推或用脚踢的回击，这种游戏也被称做"踢肚游戏"。

做这种游戏的时候需要经过一段时间的抚摸胎宝宝训练。其具体游戏方法是：当胎宝宝具备了四肢运动的能力时，准妈妈可以先轻轻抚摸腹部，与胎宝宝沟通一下信息，当胎宝宝用小手或小脚给以"回敬"时，则轻轻拍打被踢或被推的部位，然后等待胎宝宝再一次踢打准妈妈的腹部。一般等1~2分钟后胎宝宝会再踢，这时再轻拍几下，接着停下来。如果准妈妈拍的位置变了，胎宝宝会向改变的位置再踢，需要注意改拍位置离原来的位置不要太远，游戏时间也不宜过长，一般每次10分钟左右即可。

做过踢肚游戏的胎宝宝出生后在听、说和使用语言技巧方面都表现得更好，并且出生后坐、立、行学得比一般宝宝快些。这表明和胎宝宝玩游戏既可提高宝宝的健康灵敏程度，又有利于宝宝智力的发育。

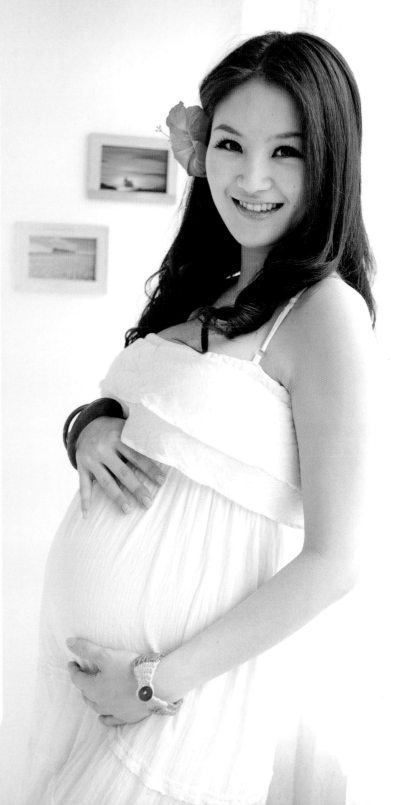

怀孕第 **6** 月

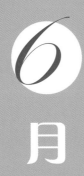

准妈妈常吃红枣有哪些好处

红枣营养丰富，含有丰富的营养物质和多种微量元素。红枣含有的维生素C比苹果、梨、葡萄、桃、柑橘、橙、柠檬等水果均高，还含有维生素P、维生素A、B族维生素和黄酮类物质环磷酸腺苷、环磷酸鸟苷等，十分有益于人体健康，故红枣又有"天然维生素"的美誉，对于准妈妈补充营养及胎宝宝生长发育都有很大的帮助。具体好处如下：

1 增强准妈妈免疫力：红枣是营养丰富的滋补品，它除含有丰富的碳水化合物、蛋白质外，还含有丰富的维生素和矿物质，对准妈妈和胎宝宝的健康都大有益处。尤其是维生素C，可增强准妈妈的抵抗力，还可促进准妈妈对铁质的吸收。

2 促进胎宝宝大脑发育：红枣中含有十分丰富的叶酸，叶酸参与造血细胞的生成，促进胎宝宝神经系统的发育。而且红枣中含有微量元素锌，有利于胎宝宝的大脑发育，促进胎宝宝的智力发育。

3 健脾益胃：红枣能补益脾胃和补中益气，多吃红枣能显著改善肠胃功能，达到增强食欲的功效。此外，红枣还能补气血，对于气血亏损的准妈妈特别有帮助。

4 安神定志：准妈妈经常会出现躁郁、心神不宁等情绪，多食红枣可起到养血安神、舒肝解郁的作用。特别是对于治疗准妈妈的心神不安、产后抑郁综合征都有所帮助。如果准妈妈感到精神紧张和烦乱，甚至心悸失眠和食欲缺乏，不妨在平日的汤或粥中加点红枣同食，有养血安神、舒肝解郁的功效。

5 补血：红枣除了可补中益气外，还有补血的作用。

6 降血压：红枣中含有芦丁，是使血管软化、降低血压的物质，对于妊娠高血压有一定的防治作用。

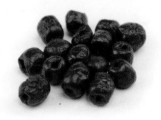

专家指导

红枣可以经常食用，但不可过量，否则会有损消化功能，并引起便秘等症。每日食用红枣不宜超过10个。肠胃不好的准妈妈应减少食用量。

生食红枣时，一定要将它消毒、洗净，否则红枣上可能会残留农药，对胎宝宝和准妈妈会产生不好的影响。红枣含糖量丰富，患有糖尿病的准妈妈不要多食。

怎样判断自己是否贫血

贫血患者会有一定的表征，通过这些表征，准妈妈可以大致判断自己是否患有贫血。

一般情况下有两种方法，一种是由检查判断，一种是由症状判断。

1 由检查判断：孕期的产检中就包含有血色素、血比容的检查，医生会通过检查数据给准妈妈提供建议。

2 由症状判断：少数贫血患者并没有自觉症状，但大部分贫血患者会有疲倦、头晕、心跳加速、心悸、脸色苍白、下眼睑苍白、呼吸短促、指甲苍白等症状出现。准妈妈如果发现自己有以上贫血症状，应及时通过调整饮食补充铁质，必要时还可在医生指导下服用铁剂补铁。

＊怎样防治准妈妈缺铁性贫血

孕期，由于血容量的增加，准妈妈对铁的需要量也增加了，同时准妈妈还需贮存相当数量的铁，以备补偿分娩时由于失血造成的损失，以避免产后贫血。而此时，胎宝宝需要补充大量铁并贮存，以供出生后6个月之内的消耗。所以，孕期的准妈妈容易因为铁质摄入不足而导致缺铁性贫血。

缺铁性贫血不仅危害到准妈妈自身的健康，还可导致死胎、早产、分娩低体重儿。由于胎宝宝先天铁储备不足，出生后很快就发生营养性贫血。贫血还会影响胎宝宝脑细胞的发育，使胎宝宝后来的学习能力低下。

要防治孕期缺铁性贫血，可参考以下建议：

1 平时注意有选择性地补充富含铁质的食物，如猪肾、猪肝、猪血、牛肾、羊肾、鸡肝、虾子、鸡肫、黄豆、银耳、黑木耳、淡菜、海带、海蜇、芹菜、荠菜等。

2 维生素A对铁的吸收及利用有一定帮助，动物肝脏中既含有丰富的铁和维生素A，也有较丰富的叶酸。每周吃一次动物肝脏对预防贫血是有好处的。

3 对于中度以上贫血，除改善营养外，还可在医生指导下口服铁剂治疗，如硫酸亚铁、葡萄糖酸亚铁、富马酸亚铁及维血冲剂等。

4 由于贫血往往不易被常规产检发现，所以，我们建议准妈妈即使产检时无贫血症状，最好也在预产期前4~6周给予补铁治疗，一般持续2~3个月。这对于预防产后慢性贫血有利。

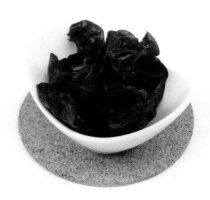

准妈妈服用补铁剂注意什么

如果准妈妈贫血比较严重，就需要在专业医生的指导下服用补铁剂了。

为了避免准妈妈在服用补铁剂过程中发生不良反应，建议准妈妈详读下列要点：

1 注意选择易吸收的补铁剂。建议准妈妈选择硫酸亚铁、碳酸亚铁、富马酸亚铁、葡萄糖酸亚铁，这些铁剂属二价铁，容易被人体吸收。准妈妈需要在医生指导下服用铁剂。

2 铁剂对胃肠道有刺激作用，常引起恶心、呕吐、腹痛等，在饭后服用为宜。反应严重者可停服数天后，再由小量开始，直至所需剂量。若仍不耐受，可改用注射剂。

3 维生素C可以促进铁的吸收。建议准妈妈在服铁剂时，补充适当的维生素C，同时避免饮用浓茶和中药煎剂等影响铁剂的吸收。

4 铁剂易与肠内的硫化氢结合成硫化铁，使肠蠕动减弱，引起便秘，并会致使患者排出黑色粪便，这些都是正常的，准妈妈不必紧张。

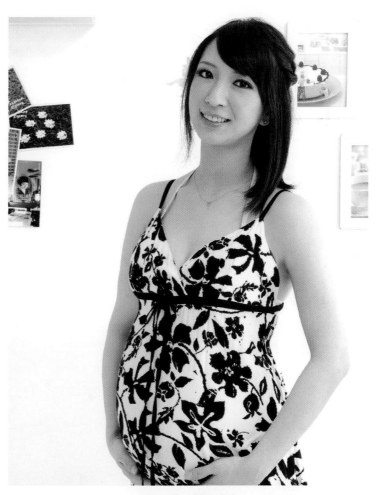

专家指导

铁剂一般在十二指肠吸收。当机体不缺铁时，铁的吸收停止，过多的铁从肠道排出，所以口服铁剂一般不会引起过量中毒。注射铁剂时则要注意用量。

水肿准妈妈如何进行饮食调理

妊娠水肿属于正常反应，通过饮食上的适当调理，可以起到很好的调节作用。

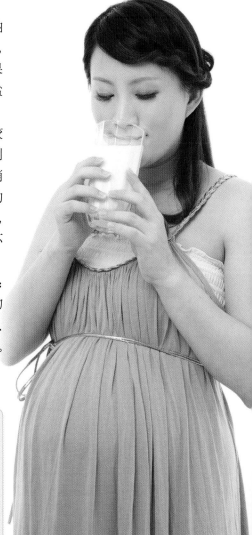

1 进食足够量的蛋白质：每天一定要保证食入畜、禽、肉、鱼、虾、蛋、奶等动物类食物及豆类食物。这类食物含有丰富的优质蛋白质。贫血的准妈妈每周还要注意进食2~3次动物肝脏以补充铁。

2 进食足量的蔬菜水果：蔬菜和水果中含有人体必需的多种维生素和微量元素，它们可以提高机体抵抗力，加强新陈代谢，还具有解毒利尿等作用。准妈妈每天不应忘记进食蔬菜和水果。

3 不要吃过咸的食物：水肿时要吃清淡的食物，不要吃过咸的食物，尤其是咸菜，以防止水肿加重。其实，即使不加调味料，天然食材中也含

有钠，牛奶240毫升含钠120毫克，1个鸡蛋含钠70毫克，鱼或家禽、家畜或肉25克含钠25毫克，贝类25克含钠50毫克，鲜蔬菜半碗含钠40毫克，水果半碗含钠2毫克。因此，食盐的量一定要控制好。

4 控制水分的摄入：水肿较严重的准妈妈应适当控制水分的摄入；少吃或不吃难消化和易胀气的食物(如油炸的糯米糕、白薯、洋葱、土豆等)，以免引起腹胀，使血液回流不畅，加重水肿。

6 摄取具有利尿作用的食物：被认为有利尿作用的食物包括芦笋、洋葱、大蒜、南瓜、冬瓜、菠萝、葡萄、绿色豆子等。

专家指导

当准妈妈出现下肢甚至全身水肿，同时伴有心悸、气短、四肢无力、尿少等不适症状时，情况就不正常了。营养不良性低蛋白血症、贫血和妊娠高血压综合征都是准妈妈水肿的常见原因。因此当出现较严重的水肿时，准妈妈要及时去医院检查、确诊和治疗，同时要注意饮食调理。

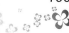

准妈妈怎样挑选一双适合自己的鞋子

准妈妈在给自己挑选鞋子的时候，可以参考以下选购要点：

1 选择圆头且肥度较宽，鞋面材质较软的鞋子。鞋底要选择耐磨度好且止滑性较佳的大底。

2 鞋型选择上开式，即系鞋带式或魔术粘贴带式较佳，

其次可以选择有松紧带或可调整宽度的鞋类款式。

3 鞋类尺码需依脚长而定，并且比脚大1厘米左右，为脚的胀大留出空间。

4 注意鞋跟高度，理想的鞋跟高度为1.5~3厘米。平跟的鞋子会由于准妈妈身体重心前移、体重增加等原因，给准妈妈带来足底筋膜炎等足部不适的困扰。

孕期腿痛怎么办

进入怀孕中期，准妈妈的小腿和大腿的后面，可能会发生疼痛，与坐骨神经痛相似。其原因主要是妊娠期间受卵巢松弛激素的影响，使腰椎附近韧带较正常松弛，另外由于脊椎过度前凸，使椎间盘受到异常挤压，因而导致疼痛。如果准妈妈同时还患有下肢静脉曲张，则疼痛会更加剧烈。建议有此种腿部疼痛的准妈妈应尽量少做或不做重体力劳动，并保持正确的站姿、坐姿与行走姿势，尽量减少身体的负荷。

水肿和缺钙也可引起准妈妈双腿疼痛。

* 缺钙引起的腿痛

表现为双腿痉挛、抽筋引发的疼痛。准妈妈应该增加休息时间，卧床时可将双腿垫高，同时要多吃一些含钙的食品，如牛奶、酸奶和奶酪等，也可在向医生咨询后吃一点钙片。

* 水肿引起的腿痛

表现为腿部有水肿。建议准妈妈坐下时把腿抬高，放在椅子或者高度适宜的桌子上，以减轻对血管造成的压力。睡觉时采取左侧卧的姿势，这样静脉血液容易回流心脏，改善血液循环。

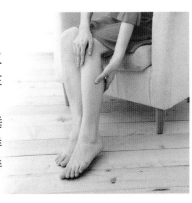

准妈妈明眸照护 3 原则

很多准妈妈怀孕期间常感觉视力变差或眼睛特别容易干涩，看一会儿电脑屏幕就感到不适，这是因为怀孕使得角膜的弧度和近视度数有些改变，等生产后才会逐渐恢复。所以怀孕期间一直到生产后，准妈妈都要特别注意眼睛的照护。

＊准妈妈为什么视力变模糊

有些准妈妈怀孕期间觉得视力变模糊。准妈妈视力模糊有很多是因为近视度数改变所造成；也有因怀孕造成的妊娠糖尿病、妊娠高血压、血糖及血压控制不好所导致；部分病人在怀孕前就有糖尿病或高血压这些疾病，怀孕后病情加重也会影响视力。如果原本就有青光眼，怀孕后可能会使眼压改变，也应该请专家检查后再决定是否需要调整用药。

更多准妈妈的眼睛不适是因为怀孕造成角膜弧度改变，加上配戴隐形眼镜，使弧度变大而引起眼睛干涩、视力模糊。尤其是目前网络普及，很多上班族准妈妈必须长时间使用电脑，也会加重眼睛干涩及视力模糊的程度。

＊眼睛不适要立刻就医诊断

由于一般人很难自我判断，因此，无论任何原因造成眼睛干涩、视力模糊，准妈妈都应该请眼科专家诊断以找出原因，这是最保险的做法。

我们都知道戴隐形眼镜容易引起干眼症，而怀孕后激素的改变，会改变角膜弧度而加重干眼症的程度。如果只是单纯干眼症，治疗后就不会有问

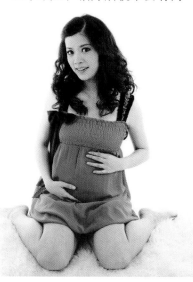

题，通常生产后激素会逐渐恢复正常，等到第一次月经来的时候，视力会恢复大部分。不过产后准妈妈若因为照顾宝宝睡眠不好，会使干眼症更严重，因此准妈妈更要注意自己的双眼健康。

糖尿病患者也一样，准妈妈有可能会因怀孕使视力问题恶化。因此，建议只要有问题就要先看医生，再依据专家建议决定后续是否要再追踪检查，例如，糖尿病患者一年要检查一次眼睛，但是糖尿病准妈妈就医次数可能要更频繁。

＊孕期尽量远离危险因子

怀孕激素改变影响到视力，是无法事先作预防的，不过建议准妈妈可远离一些危险因子，主要原则包括：

1 减少配戴隐形眼镜。隐形眼镜容易使角膜弧度改变，是孕期中影响视力的主要危险因子之一。

2 少看电脑。电脑加重近视、干眼的程度，使准妈妈感到不适。

3 预防糖尿病、高血压。糖尿病、高血压容易使视力变差，尤其原本已有这些疾病，怀孕后更会影响到视力。所以应该定期由专家诊断，并通过饮食的调整，帮助达到血糖、血压的控制。

准妈妈视力的恢复多要等到产后第一次月经来的时候，不过也有少数人因疏于照顾而无法恢复到以往的视力。例如准妈妈因为角膜弧度改变，又配戴隐形眼镜，进而产生不适，这时候却一再隐忍，最后出现角膜溃疡，很可能导致视力方面永久性的伤害。

又如糖尿病控制不好，导致视网膜病变，甚至玻璃体积血，将使视力严重受影响。或高血压未得到好的控制，也可能造成视网膜剥离，这些都是临床中曾发生的案例，所以对于眼睛的问题，准妈妈千万不可忽视或隐忍。

＊准妈妈避免配戴隐形眼镜

准妈妈因眼睛干涩或视力不佳而就医，专家会先测视力、量眼压，再检查视网膜，看是否可能有糖尿病、高血压等问题，以及有无视网膜出血或剥离情形。如果原本有青光眼，这时候专家会帮忙监测，并评估是否在用药方面作些调整。

对于最常见的干眼症，专家先给予人工泪液，如果未见改善，建议准妈妈避免戴隐形眼镜，或减少配戴次数，至于

是否要完全禁止配戴，或每天可戴多长时间，还是要由专家给予专业的建议。

准妈妈常因身体不适、睡眠不佳而特别容易疲累，这时候眼睛也比较干，所以建议这段期间最好配戴一般眼镜。

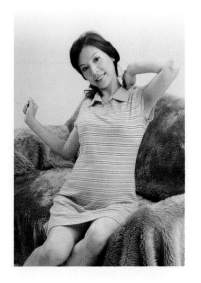

专家指导

眼泪具有杀菌以及冲刷脏污的功能，如果配戴隐形眼镜使得眼睛干涩，眼睛本身的清洁功能就会降低，若再加上不当使用隐形眼镜清洁用品，更容易让眼睛受伤。因此，如果不是使用抛弃式隐形眼镜，一定要作好隐形眼镜的清洁保养。而且准妈妈如果戴了不舒服，可能摆放在清洁液中好几天，万一蛋白质未清洁干净，或浸泡的溶液不具有抗菌功效，再配戴时很容易引发角膜溃疡，因为里头已经滋生细菌而伤到眼睛。

因此，怀孕期间最好还是配戴一般眼镜，或使用抛弃式隐形眼镜，如果经济条件不允许，记得配戴的隐形眼镜要彻底作好清洁，特别是怀孕期间到生产后，都不能忽视对眼睛的保护。

准妈妈无毒扫除术

为了迎接快要诞生的宝宝，准妈妈更要好好地将屋内打扫干净。在这里，我们要特别为大家介绍无毒扫除术，不花钱，就地取材，既不会对准妈妈造成负担，又能温和对待胎宝宝，对环境也无毒——享受无毒好生活。

怀孕期间是满心期待和宝宝相见的幸福时刻，产后和宝宝一起生活的日子，当然也不想对健康和环境造成负担。产前、产后都是妈妈容易累积压力的时期，这时候千万不要觉得非得把家事做到完美无缺，只要抱做完就好的心态即可。

担心宝宝健康的准妈妈，可以用盐巴、醋或面粉等平常用剩的食材来打扫，不但不会伤害身体，也不会污染环境，更能省钱节约，可说是一举三得。

此外，打扫时请穿上不会勒肚子的伸缩材质衣物，如果觉得肚子胀胀的，就不要勉强自己，要马上停下来休息。

＊客厅

客厅是宝宝最常待的场所，随着宝宝慢慢长大，不但会到处爬来爬去，还会把很多东西放进嘴巴里，所以要特别注意地板上的污垢及灰尘的清洁。客厅最好能保持通风，仔细用掸子或吸尘器清除脏污，维持环境整洁。

对于较脏的地方，就用即使不小心吃下去也没有安全顾虑的食材来打扫。

用盐巴吸附地毯上的脏污

先在地毯上均匀撒上盐巴，再用吸尘器仔细吸干净。盐巴能有效吸附灰尘和细微垃圾，就连附着在地毯纤维上的污垢都能清除得干干净净。

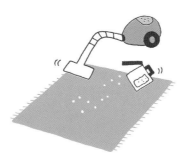

用红茶擦出木地板的光泽

对付木地板，就用用过的红茶包所熬煮出来的红茶清洁液来擦拭。擦拭地板的姿势有助于生产，只要不是太勉强，可以多做。

用报纸恢复玻璃窗闪亮如新

擦玻璃窗时，建议最好坐在椅子上，才不会对身体造成负担。用拧干的毛巾湿擦后，再用报纸干擦，报纸的油墨能在玻璃上形成一层保护膜，防止污垢附着。手够不到的高处就请家人代劳。

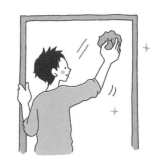

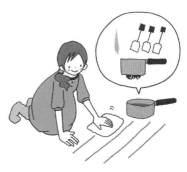

用报纸轻松清洁纱窗

清理纱窗最省力，又能得到充分效果的方法是利用吸尘器和报纸。步骤很简单，只要将报纸固定在纱窗外侧的窗框上，再从内侧用吸尘器吸，吸尘器的强大吸力便能有效吸除灰尘。

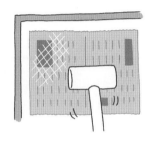

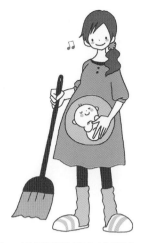

晶，最后再用清水冲干净、擦干即可。但这是一项很耗体力的家事，最好还是让其他家人来代劳吧。

＊浴室

浴室是宝宝洗澡的地方，必须随时保持清洁，才不会让宝宝敏感的肌肤受伤。

任凭水花四溅可能会造成发霉或臭味，因此洗完澡后要立即用莲蓬头将肥皂垢冲洗干净，放掉洗澡水时趁着余温将浴缸刷干净，养成每天随手清洗的习惯。

用面粉＋牛奶刷浴缸

将面粉和牛奶以1：1的比例充分混合，就是最佳的清洁剂，可以用来清除浴缸的污垢。只要用海绵蘸些许牛奶糊刷洗，就能让浴缸干净得亮晶

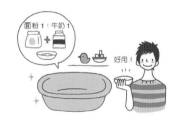

用醋水纸巾清除厕所的水垢

用卫生纸蘸醋水，贴在马桶里，撕掉后再刷洗马桶，就能轻松清除水垢。而且酸性的醋对于厕所中的臭味也有消除作用。

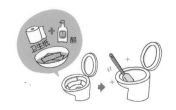

＊厨房

处理食物的厨房虽然很容易累积油渍等顽固污垢，但用清洁剂还是会让人有所顾忌。其实只要做菜时随手清理，就能轻松解决污垢问题，其中不变的原则就是脏了就随手擦！

用柠檬皮为砧板除臭

用榨过汁的柠檬皮刷洗砧板，能去除砧板上食物的味道，还能清除上面的霉斑。无论是塑胶或木质砧板，都能清洁得干干净净。

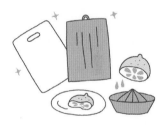

用醋水为海绵和砧板除臭

在碗中倒入水和1/3杯的醋，将洗碗用的海绵浸泡在醋水中一晚，就能达到杀菌效果。浸泡的醋水还可用来替砧板杀菌。

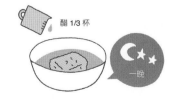

羊水过多或过少有什么影响

羊水的测量方式主要使用超声波，以准妈妈肚脐为中心，将子宫分为四个象限，每一个羊水囊的最深厘米数相加，5~25厘米之间才算正常。羊水量过多、过少都不好，以下说明羊水量多寡造成的影响：

过多：羊水过多可能会引发早产，代表胎宝宝可能有中枢神经、胃肠道阻塞方面的症状。日后宝宝出生，可能有无脑、脐膨出、腹壁破裂的疾病。因为胎宝宝在子宫内会喝羊水，但若有肠胃道的问题就喝不进去，导致羊水过多，可视情况考虑抽羊水。

过少：若羊水过少，第一步必须先确认是否有早期破水的状况，接着考虑胎宝宝是否有疾病因素，一般而言羊水过少代表胎宝宝的泌尿道阻塞，或是肾脏萎缩，往往会造成肺部发育不成熟。此外，若羊水过少，胎宝宝在子宫内会被限制活动，环境压迫因素也可能造成宝宝日后肢体上的缺损，可考虑灌注生理盐水，不过仍有其风险存在。

前置胎盘还可以自然生产吗

前置胎盘代表胎盘盖到子宫颈口，一般而言24周左右可了解是否有前置胎盘问题，但须等到36周，才能完全确诊前置胎盘，如果太早诊断的话可能会有失准确，因为子宫在整个孕期中会逐渐扩大。而前置胎盘的主要症状就是出血，且一次比一次多，甚至比月经的量大，务必留意。而前置胎盘可分为四种类型，现说明如下：

1 完全性前置胎盘：胎盘完全盖住子宫颈内口。

2 部分性前置胎盘：胎盘盖住部分子宫颈内口。

3 边缘性前置胎盘：胎盘盖住子宫颈内口的边缘部分。

4 低位性胎盘：胎盘并未盖住子宫内口，但位于子宫下段，离子宫颈内口很近。

如果是部分性以及完全性前置胎盘，这种比较危险，若采取自然生产，产前及产后大出血的风险会大大提升，而低位性则可考虑自然生产。不过前置胎盘必须审慎评估其覆盖程度，因此，若出血情况严重，仍必须立即接受剖宫产。

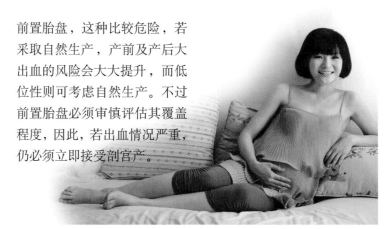

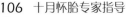
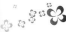

疾病防护，安心孕产

本月产检注意事项

去作产检之前，准妈妈应携带准妈妈围产保健本、零钱、卫生纸，并在用餐完两小时之后再接受检查，以保证各项指标不受胃内食物的影响。

在检查时，准妈妈应该告诉医生这一段时间以来，身体是否出现不适，如水肿、体重突然增加、头痛、胃痛、恶心、尿量及次数减少等。如果有龋齿，医生会建议准妈妈在这个时期治疗。

检查的内容包括：体重的测量、腹围的测量、子宫底的测量、血压的测量及尿常规化验等。医生会根据准妈妈身体各项指标的变化，来判断准妈妈的身体是否健康、胎宝宝的生长发育是否正常。

这一阶段的准妈妈，子宫底高度为18~21厘米，或脐上一横指。在尿常规的化验中，如果蛋白的排出量超过0.5克，则属异常；如果超过5克，则提示有重度妊娠高血压综合征。

特殊产检：高层次超声波检查

高层次超声波的黄金诊断期在20~24周，之后胎宝宝会长大，器官也会愈来愈大，骨骼会愈来愈钙化，超声波能透视看到的状况也会随之降低。

当然，并不是每一个准妈妈都需要照高层次超声波的，只有一些特殊族群才会建议照高层次超声波。例如有危险因子的准妈妈(有慢性疾病包括高血压、糖尿病、有免疫系统问题、遗传性的家族疾病、高龄产妇、前一胎曾发生问题等状况的准妈妈)，才会建议照高层次超声波。

而且，初级超声波大概都是检查胎盘位置对不对、羊水量正不正常、胎宝宝大小、头围、腹围以及看一下脸、嘴巴、四肢有无重大缺陷。低于1/4的人才会需要照高层次超声波。一般超声波至多可筛查60%的缺陷，而高层次超声波至多能筛查80%的胎宝宝重大缺陷。

专家指导

从超声波如看到胎宝宝有些许异常如兔唇、多指症，有些准妈妈就想终止妊娠。其实，如果仅有兔唇，而没有合并其他染色体异常的话，胎宝宝的健康是没有问题的，生下来之后可以进行手术处理，长大后几乎看不出来曾是唇裂儿。

带胎宝宝一起感受大自然

良好的环境能使胎宝宝受到良好的感应，不良的环境能使胎宝宝受到不良的感应。外界的色彩、音响和声乐，乃至无限美好的大自然的景色等，不仅使准妈妈置身于舒适优美的环境中，而且使准妈妈得到了美与欢快的感受，自觉心情轻松愉快，进而影响腹中的胎宝宝。因此，准爸爸、准妈妈应在工作之余，常带着准妈妈的小胎宝宝去感受、享受美丽的大自然。

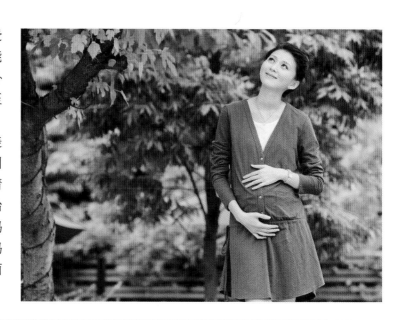

胎宝宝最爱听故事

讲故事时，准妈妈应把腹内的胎宝宝当成一个大孩子，娓娓动听地述说。亲切的语言将通过语言神经传递给胎宝宝，使胎宝宝不断接受客观环境的影响，在不断变化的文化氛围中发育成长。

准妈妈在讲故事的时候既要避免高声尖气的喊叫，又要防止平淡乏味的读书，方式可以根据准妈妈的具体情况而定。内容可以由准妈妈任意发挥，讲随意编就的故事，也可以读故事书，最好是图文并茂的儿童读物，还可以给胎宝宝朗读一些儿歌、散文等。内容不应过长，宜有趣，切忌引起恐惧和悲伤，如《灰姑娘》《白雪公主》等就不宜选用。讲故事时准妈妈应采取一个自己感到舒服的姿势，精力要集中，吐字要清楚，声音要和缓，应以极大的兴趣绘声绘色地讲述故事的内容。除此之外，还可给胎宝宝朗读一些轻快活泼的儿歌、诗歌、散文以及顺口溜等。

准妈妈情绪调节站

孕中期怎样进行心理调节

孕中期虽然是整个孕期最舒适、最安全的时期，但准妈妈也会出现很多身体不适，如小腿抽筋、水肿、疲劳等。

这些不适也很容易引起准妈妈情绪波动，使准妈妈情绪不稳定，依赖性强，甚至变得神经质。准妈妈的情绪变化又会引起激素水平变化和血液成分变化，对准妈妈自身和胎宝宝产生不利影响。

因此，准妈妈应该及时调整心理，放松心情，凡事豁达，不斤斤计较，不顺心的事不钻牛角尖。平时适当进行户外活动，参加一些交际活动，分散注意力，保持乐观、愉快的情绪，对生男生女也不要过分注意和苛求，保持最佳心理状态。同时，要跟准爸爸多沟通，向准爸爸诉说身体的不适，让准爸爸多关心准妈妈，分担准妈妈的心理压力。

准妈妈是否有妊娠焦虑症

妊娠焦虑症对准妈妈和胎宝宝都不利，一旦发现苗头，就应及时就医治疗。妊娠焦虑症的表现如下：

1 焦急，常会感到紧张，有突发的、无从解释的惊慌失措，神经过敏，有时心脏突突地跳，使人发慌。

2 感到压抑、惶惶不安，忧愁或恐惧，常有惊恐性的幻想或空想，害怕自己有病或胎宝宝有病，或身边亲近的人有病，或担心胎宝宝将要死亡，或担忧或自我感到死亡逼近，很容易被激怒。

3 会担心某些可怕的事情降临，担心自己在他人面前出洋相或作出愚蠢的举动。

4 害怕自己会孤独，怕遭到家人非难，怕会被遗弃，怕会无人理睬。

5 怕分娩，有时甚至会神经质地发抖或因害怕引起颤抖，或惊恐性发汗。

6 至于身体表现方面，会有胸口疼痛、压迫或紧缩感，头晕目眩，便秘或腹泻，头痛、颈背部疼痛，疲乏、虚弱或稍微活动就筋疲力尽等。

如果准妈妈有以上这些表现，并且所占有的项目越多，也就越能证明准妈妈正在受焦虑之苦，要及时地找医生去聊聊，让医生帮帮准妈妈。另外，准妈妈自己也要注意分散一下注意力，如看看电影、听听音乐、散散步、做做操、找朋友聊聊天等，都会使准妈妈的精神放松，头脑冷静。

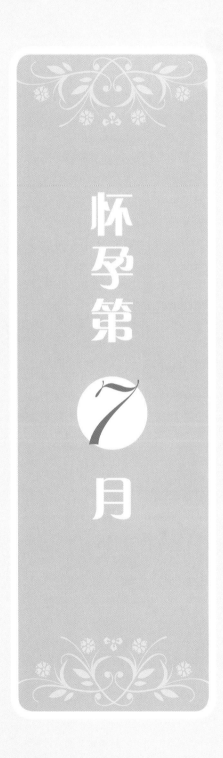

怀孕第 7 月

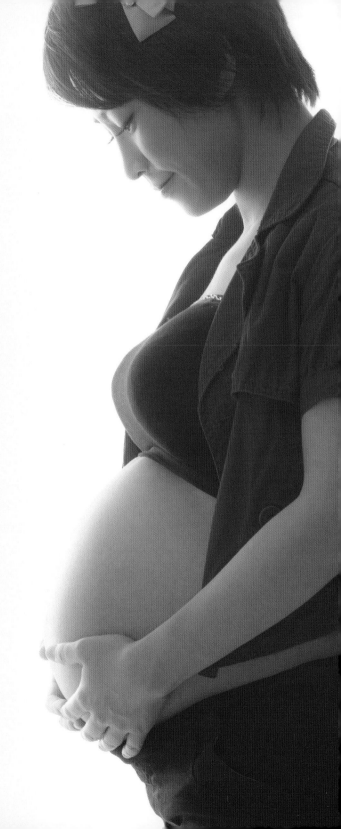

饮食营养，全面均衡

哪些食物伤害胎宝宝的大脑

长期食用过咸、含味精较多以及含铅、含铝的食物，对胎宝宝大脑的发育不利。

＊过咸食物

经常食用过咸食物不但会引起高血压、动脉硬化等疾病，而且还会损伤动脉血管，影响脑组织的血液供应，造成脑细胞的缺血、缺氧，导致记忆力下降、智力迟钝。

人体对食盐的需要量，成人每天在6克以下，儿童每天在4克以下。日常生活中准妈妈应少吃含盐较多的食物，如咸菜、榨菜、咸肉、豆瓣酱等。

＊含味精多的食物

准妈妈如果在妊娠后期经常吃味精会引起胎宝宝缺锌。世界卫生组织提出：成人每天摄入味精量不得超过4克，准妈妈和周岁以内的宝宝禁食味精。即使宝宝大了也尽量少给宝宝吃含味精多的食物。

＊含过氧化脂质的食物

过氧化脂质会导致大脑早衰或痴呆，直接有损于大脑的发育。腊肉、熏鱼等曾在油温200℃以上煎炸或长时间曝晒的食物中含有较多的过氧化脂质，准妈妈应少吃。

＊含铅食物

铅会杀死脑细胞，损伤大脑。爆米花、松花蛋、啤酒等含铅较多，准妈妈最好不要吃这类食物。

＊含铝食物

准妈妈经常吃含铝量高的食物，会造成胎宝宝出生后记忆力下降、反应迟钝，甚至导致痴呆。所以，准妈妈最好不要常吃油条、油饼等含铝量高的食物。

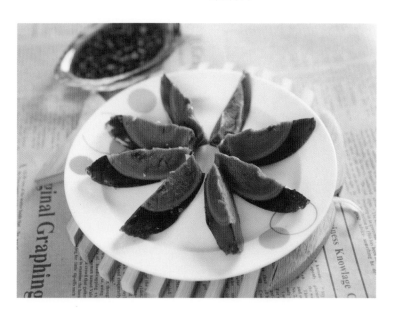

准妈妈可以吃桂圆吗

桂圆又名龙眼，果肉鲜嫩多汁，味道甘甜，而且还含有很多人体必需的营养成分，是滋养身体的最佳水果，但准妈妈却不宜食用。

准妈妈怀孕后，由于养胎而阴血损耗，所以大多表现为阴血偏虚。阴血虚常会使体内滋生内热，出现大便秘结、口苦舌干、心悸燥热等情况。而桂圆性温味甘，这种物性容易加剧以上情况。准妈妈吃桂圆后，不仅会增添胎热，而且易引起胃气上逆，出现呕吐，加重早孕反应、水肿和高血压，日久会动胎血，引起腹痛、出血等症状，导致流产或早产。所以，准妈妈要慎吃桂圆。

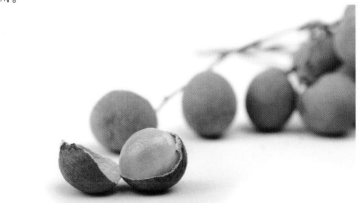

专家指导

准妈妈若是在临盆前喝一碗桂圆汤，则有增强体力、安定情绪的作用，有利于分娩。

如何防止营养过剩生出巨大儿

一次正常的妊娠体重增长应控制在15千克以内。胎宝宝的最佳出生体重应该控制在3~3.5千克。为了符合这一标准，建议准妈妈进入孕后期后，每周的体重增长应不超过500克。要在孕期控制好自己的体重，请参考以下的专家指导：

1 从营养学的角度来讲，准妈妈每天仅需要100克左右的蛋白质。因此，每天吃2~3个鸡蛋或喝2杯牛奶，就已经可以获得足够的蛋白质，不必通过吃十几个鸡蛋来补充营养。

2 适当地吃一些主食。可以多吃芥蓝、西蓝花、豌豆苗、小白菜、空心菜等深绿色的蔬菜，为自己补充膳食纤维、胡萝卜素、维生素C、钙、铁等营养素。

3 可以吃一些苹果、香蕉之类的水果，但以不超过300克为宜，因为水果中的含糖量很高，吃得太多容易摄入过多的热量，使人发胖。

4 少食高盐、高糖及刺激性食物，特别是一些高糖水果不要多吃。

5 烹饪应按少煎、炸，多蒸、煮的原则，可将一天的总量分成5~6顿进食，最好不要增加饭量，可以多吃些辅食。

6 注意参加适当的运动，也可以做一些强度不大的家务活儿，促进准妈妈体内的新陈代谢，消耗多余的脂肪，维持身体的平衡。

7 密切关注胎宝宝的生长发育进程，当发现胎宝宝增长过快时，准妈妈应该及早去医院作一次糖耐量的检测和营养咨询，合理调整饮食，避免隐性糖尿病的发生。

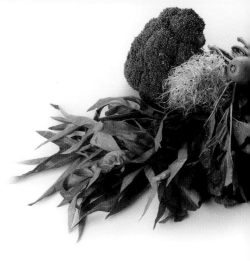

准妈妈可以常吃火锅吗

准妈妈偶尔吃火锅是可以的，但要注意吃火锅的方式，以及火锅的饮食卫生。在吃火锅的时候，只要准妈妈多参考以下的注意事项，就可以吃得美味又安全了。

＊ 火锅远勿强伸手

假如火锅的位置距准妈妈太远，不要勉强伸手夹食物，以免加重腰背压力，导致腰背疲倦及酸痛，最好请准爸爸或朋友代劳。

＊ 加双筷子免沾菌

准妈妈应尽量避免用同一双筷子取生食物及进食，这样

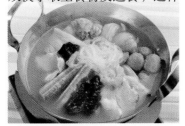

容易将生食上沾染的细菌带进肚里，而造成泻肚及其他疾病。

＊ 自家火锅最卫生

准妈妈喜爱吃火锅，最好自己在家准备，除汤底及食料应自己安排外，食物卫生也是最重要的。切记，无论在酒楼或在家吃火锅时，任何食物都一定要煮至熟透，才可进食，特别是肉类食物，如牛肉、羊肉等，这些肉片中都可能含有弓形虫的幼虫。幼虫可通过胎盘感染到胎宝宝，严重的发生小头、大头(脑积水)、无脑儿等畸形。

＊ 降低食量助消化

怀孕期间可能会出现呕吐、反胃现象，因此胃部的消化能力自然降低。吃火锅时，准妈妈若胃口不佳，应减慢进食速度及减少进食分量，以免食后消化不了，导致不适。

＊ 先后顺序很重要

吃火锅的顺序很有讲究，最好吃前先喝小半杯新鲜果汁，接着吃蔬菜，然后是肉。这样，才可以合理利用食物的营养，减少胃肠负担，达到健康饮食的目的。

怎样预防腿部抽筋

在妊娠中后期，准妈妈由于支撑过重的体重，腿部肌肉负担增加，在睡觉时，腿部肌肉有时会有抽筋、疼痛的现象，而且多在晚上或睡觉期间频繁发作。久坐、受寒以及疲劳都可以诱发腿部抽筋。子宫增大、下肢血液循环运行不畅也可能引起小腿痉挛。一般认为孕期缺钙是引起小腿抽筋的最主要原因，怎样预防呢？

1 从孕中期开始，准妈妈每天钙的摄入量应增为1000~1200毫克，要多吃富含钙质的食物。同时还要保证维生素D的摄入量，保证钙的吸收。必要时，可在医生指导下服用钙剂和维生素D。

2 为了避免腿部抽筋，应多吃含钙质食物如牛奶、准妈妈奶粉、鱼骨。五谷、果蔬、奶类、肉类食物都要吃，并合理搭配。适当进行户外活动，接受日光照射。必要时可在医生的指导下加服钙剂和维生素D。

3 不要使腿部的肌肉过度疲劳。不要穿高跟鞋。

4 睡前可对腿和脚进行按摩。

5 一旦抽筋发生，立即站在地面上蹬直患肢，或是坐着，将患肢蹬在墙上蹬直，或请身边亲友将患肢拉直。总之，使小腿蹬直、肌肉绷紧，再加上局部按摩小腿肌肉，即可以缓解疼痛甚至使疼痛立即消失。

专家指导

准妈妈绝不能以小腿是否抽筋作为需要补钙的指标，因为每个人对缺钙的耐受值有所差异，有的准妈妈在钙缺乏时，并没有小腿抽筋的症状。

指甲反映身体的健康状况

准妈妈平时多注意观察指甲上的微妙变化，便可了解身体的一些健康状况。

指甲上常见的症状主要有以下几个：

＊出现凹痕

如果准妈妈的指甲上出现凹痕，那么可能缺钙就比较严重了。如果孕期摄钙不足会造成肌肉痉挛、抽筋，骨头酸痛，还可导致准妈妈骨质疏松，引起骨软化症。平时要多吃一些含钙高的食品，如牛奶、奶酪、鸡蛋、豆制品、海带、紫菜、虾皮等。

＊甲色苍白

如果准妈妈的指甲形状像一个小匙子，甲色苍白，那么就有贫血的可能。准妈妈可以口服铁剂，也可以食补，严重的话可能就需要输血了。

＊指甲无光

如果准妈妈的指甲无光并且全部是白色的，这可能是妊娠合并有肝部疾病的征兆。准妈妈常会觉得手脚发凉、精神很差、易疲劳，而且皮肤特别干燥、粗糙，毛孔粗大。一方

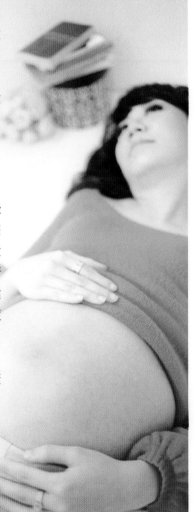

面要增强血液循环，减少代谢产物和毒素对肝脏的损害。另一方面，饥、饱不匀的不良饮食，会引起消化液分泌异常，导致肝脏功能的失调。

所以白指甲的准妈妈产检的时候别忘了化验肝功能。

＊指甲发黄

如果准妈妈的指甲发黄，很容易折断，做家务的时候轻轻碰撞一下，指甲就会整片整片地往下掉，那就要警惕有没有妊娠期糖尿病了。妊娠期糖尿病将危及准妈妈和胎宝宝健康。普通人患糖尿病的明显症状是多饮、多食、多尿和消瘦，准妈妈却没有什么明显症状，不易发现，通常要靠抽血筛查和作糖耐量检查。

拉梅兹分娩呼吸法如何练习

在客厅地板上铺一条毯子练习或在床上练习，室内可以播放一些优美的胎教音乐，准妈妈可以选择盘腿而坐。在音乐声中，准妈妈首先让自己的身体完全放松，眼睛注视着同一点，然后开始拉梅兹分娩呼吸法练习。

＊阶段一：胸部呼吸法

应用阶段：应用于分娩开始的阶段。

呼吸指导：准妈妈可以学习由鼻子深深吸一口气，随着子宫收缩就开始吸气、吐气，反复进行，直到阵痛停止才恢复正常呼吸。

＊阶段二：嘻嘻轻浅呼吸法

应用阶段：应用于胎宝宝一面转动，一面慢慢由产道下来的时候(子宫颈开7厘米以前)。

呼吸指导：首先让自己的身体完全放松，眼睛注视着同一点。然后用嘴吸入一小口空气，保持轻浅呼吸，让吸入及吐出的气量相等，呼吸完全用嘴呼吸，保持呼吸高位在喉咙，就像发出"嘻嘻"的声音。当子宫收缩强烈时，需要加快呼吸，反之就减慢。

练习时由连续20秒慢慢加长，直至一次呼吸练习能达到60秒。

＊阶段三：喘息呼吸法

应用阶段：子宫开至7~10厘米时，准妈妈会感觉到子宫每60~90秒钟就会收缩一次，这已经到了产程最激烈、最难控制的阶段了。

呼吸指导：先将空气排出后，深吸一口气，接着快速做4~6次的短呼气，感觉就像在吹气球，比嘻嘻轻浅式呼吸还要更浅，也可以根据子宫收缩的程度调节速度。

练习时由一次呼吸练习持续45秒慢慢加长至一次呼吸练习能达90秒。

＊阶段四：哈气呼吸法

应用阶段：此时准妈妈想用力将胎宝宝从产道娩出，但是医生却要求准妈妈不要用力，以免发生阴道撕裂，等待胎宝宝自己挤出来。这一阶段准妈妈可以用哈气法呼吸。

呼吸指导：阵痛开始，先深吸一口气，接着短而有力地哈气，如浅吐1、2、3、4，接着大大地吐出所有的气，就像在很费劲地吹一样东西。

练习时每次呼吸需达90秒。

＊阶段五：用力推

应用阶段：此时宫颈全开了，准妈妈用力将胎宝宝娩出。准妈妈此时要长长吸一口气，然后憋气，马上用力。

呼吸指导：下巴前缩，略抬头，用力使肺部的空气压向下腹部，完全放松骨盆肌肉。需要换气时，保持原有姿势，马上把气呼出，同时马上吸满一口气，继续憋气和用力，直到胎宝宝娩出。

每次练习时，至少要持续60秒用力。

本月产检注意事项

本月，准妈妈应去产检医院接受第5次产前检查。

此阶段最重要的是为准妈妈抽血检查乙型肝炎，目的是要检视准妈妈本身是否携带乙型肝炎病毒。如果准妈妈的乙型肝炎两项检验皆呈阳性反应，一定要在准妈妈生下胎宝宝24小时内，为新生儿注射疫苗，以免新生儿遭受感染。

此外，要再次确认准妈妈前次所作的梅毒反应，是呈阳性还是阴性。如曾注射过德国麻疹疫苗的女性，由于是将活菌注射于体内，所以，最好在注射后3~6个月内不要怀孕，因为可能会对胎宝宝造成一些不良影响。

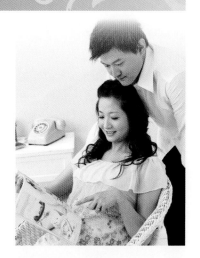

怎样缓解孕期胃灼热

怀孕后期，随着胎宝宝的不断长大，准妈妈腹部的空间越来越小，胃部会被挤压，从而造成胃酸被"推"回食道，导致胃部反酸，造成烧灼的感觉。以下几点注意事项有助于缓解胃灼热现象：

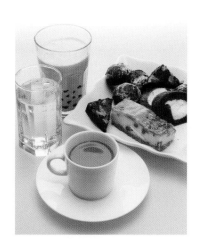

1 发生胃灼热期间，少喝引起胃肠不适的食物和饮料，如碳酸饮料、咖啡因饮料，少吃巧克力，酸性食物，肉类熟食，薄荷类食物，辛辣、味重、油炸或脂肪含量高的食物。

2 白天应尽量少食多餐，使胃部不要过度膨胀，即可减少胃酸的逆流。睡前2小时不要进食，饭后半小时至1小时内避免卧床。

3 放慢吃饭的速度，细嚼慢咽。不要在吃饭时大量喝水或饮料，以免胃胀。吃东西后嚼块口香糖，可刺激唾液分泌，有助于中和胃酸。

4 穿宽松舒服的衣服，不要让过紧的衣服勒着腰和腹部。睡觉时多垫几个枕头或楔形的垫子，垫高上半身，有助于使胃酸停留在胃里，促进消化。

何谓妊娠糖尿病

简单来说，妊娠糖尿病是指在怀孕前非糖尿病患者，却在怀孕后有严重程度不等的高血糖现象，这样的准妈妈就是罹患妊娠糖尿病。由于妊娠糖尿病是怀孕所造成，通常在怀孕24周后(之前尚不明显)，准妈妈产检时作口服葡萄糖耐量测试(OGTT) 就可以验出是否有血糖过高，也就是糖尿病的现象。

妊娠糖尿病患者和一般糖尿病患者一样会有"三多"的症状：吃多、喝多、尿多。有些妊娠糖尿病患者在怀孕中、后期时，甚至会有呕吐、害喜的现象，这是因为血糖代谢有问题而造成，和一般害喜的原因不同。

那么哪些人是妊娠糖尿病的高危险群呢? 通常孕前体重过重、轻度肥胖，或是怀孕后体重增加太快、家族里曾有糖尿病的病史，以及高龄产妇(35岁以上)，都是比较容易罹患妊娠糖尿病的族群。准妈妈一旦罹患妊娠糖尿病，饮食上就要格外注意糖分的摄取，以免血糖过高而危害母体及胎宝宝的健康。

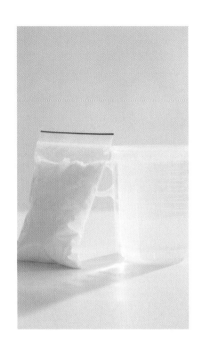

饮食 5 要点，有效控制血糖

当准妈妈产检发现有妊娠糖尿病的状况时，妇产科医生会将准妈妈转介给营养师；营养师会先询问、了解准妈妈平日的饮食情形，评估其饮食习惯是否正确，然后进一步协助准妈妈建立正确的饮食观念，并为其设计合适的食谱，以有效控制血糖状况。

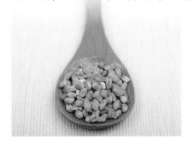

大致上来说，患有妊娠糖尿病的准妈妈只要在饮食上注意以下事项，就基本能将血糖控制在正常范围：

1 少量多餐、定时定量：因为准妈妈饥饿时，脂肪代谢会变快，体内会产生酮体，对胎宝宝造成不良影响，所以患妊娠糖尿病的准妈妈一定要少量多餐，不要饿了才吃。此外，每天一定要摄取足够的淀粉(五谷根茎类)，以免血糖过低。

2 睡觉前吃点心：为了避免准妈妈在半夜感到饥饿而血糖过低，营养师建议患妊娠糖尿病的准妈妈最好能在睡觉前吃一些点心(例如一杯牛奶或是一片薄吐司)，但记住不要吃太多哦!

3 水果可在饭后2小时吃：一般人习惯在饭后马上吃水果，但患妊娠糖尿病的准妈妈最好在饭后2小时再吃水果，以免血糖一下子升得太快。饭后2小时吃水果也可以当做一餐点心，才不会感觉肚子饿。营养师特别提醒，不可用果汁来代替水果，因为这样容易摄取过多的水果及糖分。妊娠糖尿病患者一天只能吃2份水果，一次吃1份(1份约等于一个女性的拳头大小，如一个橙子、一个小苹果)，可在餐与餐之间吃，才不会造成血糖过高。

4 饭后轻度运动：营养师建议患妊娠糖尿病的准妈妈最好在饭后能做点简单运动，例如散步30分钟，可以帮助餐后血糖下降。

5 忌甜食，吃高纤：因为甜食容易使血糖升高，因此

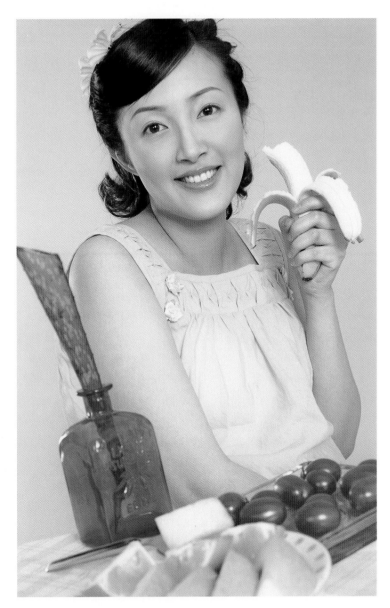

患妊娠糖尿病的准妈妈务必对甜食忌口。另外，要多摄取高纤维的食物(如糙米、五谷米、蔬菜)，蔬菜建议每餐吃半碗以上。高纤维的食物可有助于延缓餐后血糖上升。

蔬菜蛋饼烧

材料： 面粉 30 克，鸡蛋 1 个，圆白菜 40 克，蘑菇 10 克，四季豆 20 克，红萝卜 20 克，水 240 毫升，盐、大蒜、酱油、色拉油少许。

做法：

1. 圆白菜洗净切丝。四季豆洗净切丁。红萝卜洗净切丁。蘑菇洗净后切片备用。

2. 面粉和清水混合拌匀，加入鸡蛋打散，再将圆白菜丝、四季豆丁、红萝卜丁、蘑菇和盐放入拌匀。

3. 取平底锅放入少许油烧热，倒入调匀的蔬菜面糊，以小火煎至金黄色后，翻面煎熟，即可取出。

4. 蔬菜蛋饼烧可蘸少许大蒜、酱油食用，再搭配一杯无糖豆浆。

营养功效： 外食早餐的选择，容易造成糖类及油脂摄取过量，若能自制早餐，较易掌控营养均衡及卫生。简易的蔬菜蛋饼烧，再搭配一杯无糖豆浆，不但脂肪含量低，且豆浆属于蛋白质类的食物，具有不含胆固醇及高纤维的优点（豆渣最好不要丢弃，纤维量会更高），可增加纤维质摄取，帮助餐后血糖的控制。

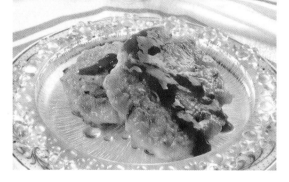

芝麻牛蒡杂粮饭

材料： 五谷杂粮 80 克，牛蒡 20 克，白芝麻少许，盐、香油各适量。

做法：

1. 五谷杂粮洗净后，用冷水泡约 8 小时(或放过夜)，捞出沥干水分后备用。

2. 牛蒡洗净去皮，切丝备用。

3. 将浸泡好的五谷杂粮，放入电饭锅蒸熟，熟透时趁热加入牛蒡丝和所有调味料及白芝麻拌匀，再盖上锅盖焖 5~10 分钟即可。

营养功效： 五谷杂粮比起精致白米饭，富含纤维质、B 族维生素、维生素 E、蛋白质及矿物质。芝麻含有不饱和脂肪酸、维生素 E。而牛蒡丝属于高纤维蔬菜，每 100 克牛蒡丝就含有 6.7 克膳食纤维，可以预防便秘，延缓餐后血糖上升，有利于餐后血糖的控制。

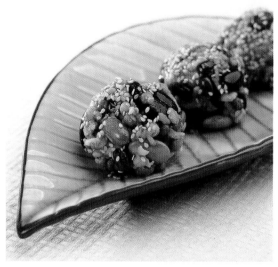

发挥想象的神奇力量

准妈妈如果在孕期产生一些不好的联想感受，胎宝宝能够意识到，从而会引起胎宝宝精神上的异常反应。这样的胎宝宝出生后大多有情感障碍，出现感觉迟钝、情绪不稳、体质差等现象。所以，准妈妈应多想一些美好的事物。

孕7月的胎宝宝初步形成的视觉皮质就能接受通过眼睛传达的信号，能够区分外部的明暗，并能直接体验准妈妈的视觉感受。准爸爸、准妈妈应该把生活环境布置得整洁美观，赏心悦目。还应挂几张健美的娃娃头像，准妈妈可以天天看，想象腹中的胎宝宝也是这样健康、美丽、可爱，胎宝宝出生后也会更加可爱。

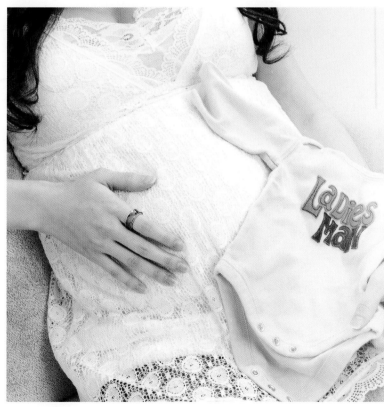

准爸爸、准妈妈还可以为将要出生的胎宝宝作形象设计：取各人相貌中最理想而具有特点的部位，如准爸爸俊俏的眉毛、准妈妈漂亮的眼睛等加以组合，想象成未来胎宝宝可爱的形象。一旦将设计的胎宝宝形象确定下来了，准妈妈就要经常联想，反复使这一形象具体、清晰，并在心中不断地呼唤。久而久之，胎宝宝就会按照准妈妈的意愿生长发育，接近或达到准爸爸、准妈妈理想中的相貌。

还可以想象胎宝宝在羊水中安详地睡眠，一副逗人喜爱的样子。当准妈妈察觉到胎动时，就可以想象胎宝宝在欢快地从睡眠中醒来，伸脚、动手、打哈欠的可爱模样。

光照胎教和语言胎教同时进行

光照胎教对胎宝宝日后视觉敏锐、协调、专注和阅读都会产生良好的影响。光照胎教的实施必须建立在胎宝宝视力发展的基础之上。

胎宝宝的感觉功能中视觉的发育最晚，7个月的胎宝宝视网膜才具有感光功能。因此，光照胎教应该从怀孕6个月之后开始。具体的胎教方法如下：

每天用手电筒(4节1号电池的手电筒)紧贴准妈妈腹壁照射胎头部位，每次持续5分钟左右。照射的同时，准爸爸或准妈妈可以同时对胎宝宝进行语言胎教，告诉胎宝宝现在是什么时间。结束时，可以反复关闭、开启手电筒数次。

＊光照胎教的注意事项

1 进行光照胎教的时候，准妈妈应注意把自身的感受详细地记录下来，如胎动的变化是增加还是减少，是大动还是小动，是肢体动还是躯体动。通过一段时间的训练和记录，可以总结一下胎宝宝对刺激是否建立起特定的反应或规律。

2 切忌强光照射，同时照射时间也不能过长。

3 应在有胎动的时候进行光照胎教，而不要在胎宝宝睡眠时进行光照胎教，以免打乱胎宝宝的生物钟。

4 和其他胎教一样，光照胎教要取得预期的效果，就必须持之以恒，有规律地去做，这样才能使胎宝宝领会其中的含义，并积极地作出回应。

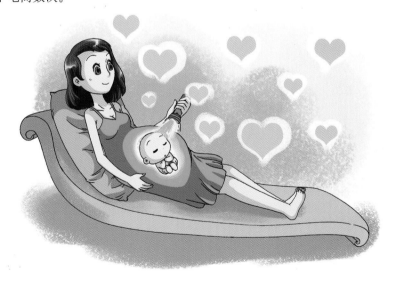

摆脱对"身材走样"的担忧

孕期的身材一方面与准妈妈自身的体质有关，一方面还要靠准妈妈的努力和坚持。

为什么明星在产后能那么快地恢复好身材？

那是因为她们足够重视自己的身材，并一直为此努力。许多明星在生育之后，都会接受专业健身教练的指导，进行严苛的减肥塑身运动。在饮食上也牺牲了普通人热衷的高热美食，而偏向于清淡、少量。

总之，产后身材的恢复关键在个人的努力。只要准妈妈有毅力坚持，就一定可以恢复到以前的曼妙身材。同时准妈妈在孕期也要注意控制饮食。如果准妈妈在孕期盲目进食，造成孕期体重增长过速，不仅会导致脂肪的迅速累积，这些增加过快的脂肪，还会撑破准妈妈原本弹性十足的皮肤，产生难以消灭的妊娠纹，影响皮肤的完美。

准妈妈在孕期将体重增长控制在9~13.5千克，不要让身体一下承受太多的脂肪。在控制饮食的同时，在医生指导下

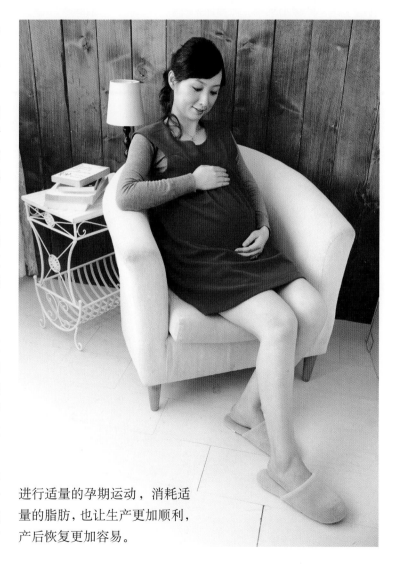

进行适量的孕期运动，消耗适量的脂肪，也让生产更加顺利，产后恢复更加容易。

蔬菜沙拉

材料：圆白菜 100 克，番茄 1 个，黄瓜半根，青椒 1 个，洋葱小半个，柠檬汁 1 大匙，蜂蜜、盐各适量。

做法：

1 把所有准备好的材料分别洗净，圆白菜、番茄、黄瓜均切片，青椒、洋葱切圈。

2 把切好的材料混拌均匀，放在盘子中，备用。

3 把所有的调味料（盐、柠檬汁、蜂蜜）混合均匀，淋在蔬菜上，再淋上少许熟油即可。

营养功效：圆白菜、番茄、青椒中都含有非常丰富的多种维生素，如维生素 C 等，可以提高人体的免疫力，让准妈妈在孕期少生病。洋葱可以促进消化，黄瓜有利水消肿的功效。

芦笋鸡柳

材料：芦笋 300 克，鸡脯肉 300 克，胡萝卜 100 克，葱末、姜末各少许，淀粉 1 小匙，料酒、盐、酱油、植物油、香油各适量。

做法：

1 将鸡肉洗净，切成 0.5 厘米左右的条，用少许料酒和酱油腌 5 分钟。芦笋洗净，切成小段。胡萝卜洗净，切条备用。淀粉用水调稀备用。

2 锅中加植物油烧热，下入葱末、姜末爆香，依次下入鸡肉、胡萝卜条和芦笋段，加料酒和盐煸炒至半熟。

3 用水淀粉勾芡，淋入香油，即可出锅。

营养功效：这道菜可以为准妈妈补充丰富的叶酸，促进胎宝宝的生长发育，还可以增强食欲、预防贫血，减轻怀孕带来的乏力、头晕等症状。

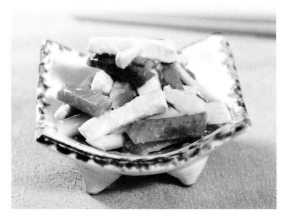

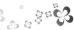

胡萝卜烧牛腩

材料：牛腩 500 克，胡萝卜 250 克，姜少许，葱 2 棵，大料 1 粒，香菜少许，郫县豆瓣酱、番茄酱、白糖、料酒各 1 大匙，甜面酱半大匙，盐、植物油、水淀粉各适量，酱油 2 大匙。

做法：

1 将牛腩洗净，放入开水中煮 5 分钟，取出冲净。另起锅加清水烧开，将牛腩放进去煮 20 分钟，取出切厚块，留汤备用。

2 将胡萝卜去皮洗净，切滚刀块。葱、姜洗净，葱切段、姜切片备用。

3 锅中加植物油烧热，下入姜片、葱段、郫县豆瓣酱、番茄酱、甜面酱爆香，下入牛腩爆炒片刻，加入牛腩汤、大料、白糖、料酒、酱油、盐，先用大火烧开，再用小火煮 30 分钟左右。

4 加入胡萝卜，煮熟。用水淀粉勾芡，撒上香菜，即可出锅。

营养功效：胡萝卜和牛腩一起搭配，可以为准妈妈补充全面而均衡的营养，对预防孕期贫血有很好的作用。

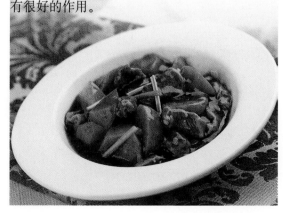

清炖牛肉汤

材料：牛肋条肉 300 克，冬菇 50 克，葱、姜各适量，盐 1 小匙，料酒 1 小匙，鸡精、胡椒粉各少许。

做法：

1 将牛肉洗净，切成 1 寸见方的块。冬菇洗净，切成两半。生姜去皮，切成片。葱切成段。

2 锅内加水烧开，下入牛肉块，用中火煮透血水，捞出控干。

3 将牛肉块放入炖盅，加入冬菇、姜、葱，调入盐、鸡精、料酒，注入适量清水，加盖炖 2 小时左右。

4 去掉姜、葱，调入胡椒粉，即可食用。

营养功效：准妈妈在孕期适量吃些瘦牛肉，不但可以补充营养，还可以收到补中益气、滋养脾胃、强健筋骨、化痰熄风的保健功效，并且不用担心体重增长得过快。

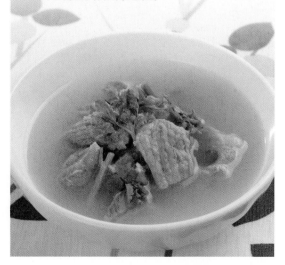

栗子烧土鸡

材料：土鸡半只，栗子250克，葱白2~3段，姜末、蒜片各10克，色拉油2大匙，酱油1小匙，料酒1小匙，盐1小匙，水淀粉适量，白糖、味精、香油各少许。

做法：

1 将土鸡洗净，剁成1寸见方的块，放入碗中，加盐、酱油、料酒拌匀，腌10分钟左右。

2 将栗子壳斩开，放到开水锅中氽一下捞出，剥去壳和里面的膜衣。

3 锅内加入1大匙色拉油，烧至七成热，下入鸡块略炒，盛入碗中。

4 另起锅加入剩下的色拉油，下葱段、姜末、蒜片煸炒，再下入鸡块，烹入料酒，加酱油、白糖炒匀。

5 加入1杯开水，烧沸后，改用小火焖10分钟，放入栗子，用小火焖至酥烂。

6 加入味精，用水淀粉勾芡，淋上香油，即可出锅。

营养功效：鸡肉能为准妈妈补充营养，对胎宝宝的生长发育也有很大的促进作用。

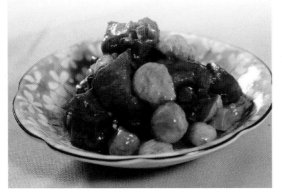

菠菜炒猪肝

材料：菠菜300克，猪肝200克，葱2根，姜适量，酱油2大匙，醪糟1大匙，淀粉1大匙，植物油适量，盐适量，糖1小匙。

做法：

1 姜去皮，葱洗净，均切末。猪肝泡水30分钟后捞出切片，再加酱油、醪糟、淀粉腌5分钟。菠菜洗净切段。

2 炒锅置旺火上，将油烧热，加入葱、姜煸炒，放入猪肝以大火炒至变色，盛起备用。

3 另起油锅烧热，加菠菜略炒一下，然后加入猪肝同炒，放入盐、糖炒匀即可。

营养功效：猪肝含有丰富的蛋白质、卵磷脂、铁、磷、硒、维生素A、维生素C等营养物质，对准妈妈补充营养、预防缺铁性贫血和补充维生素A都有很大的好处。

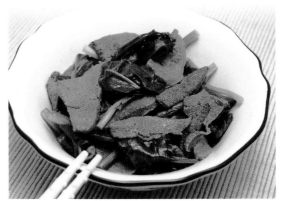

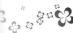

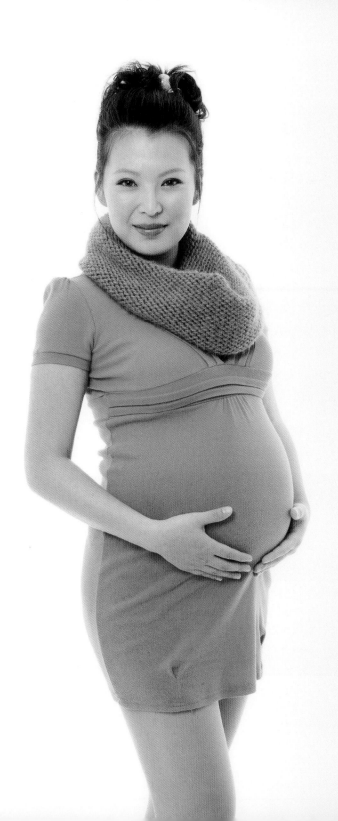

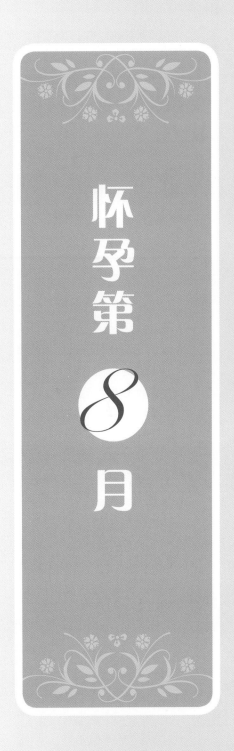

怀孕第 8 月

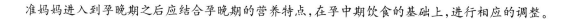
孕晚期的营养原则有哪些

准妈妈进入到孕晚期之后应结合孕晚期的营养特点，在孕中期饮食的基础上，进行相应的调整。

✲ 孕晚期的营养原则具体如下

1 增加蛋白质的摄入：此时期是蛋白质在体内储存相对较多的时期，其中胎宝宝存留的蛋白质约为170克，母体存留的蛋白质约为375克，这就要求准妈妈饮食蛋白质的供给比孕前时增加25克，应多摄入动物性食物和大豆类食物。

2 供给充足的必需脂肪酸：此时期是胎宝宝大脑细胞增殖的高峰期，需要提供充足的必需脂肪酸如花生四烯酸，以满足大脑发育所需。准妈妈多吃海鱼可利于DHA的供给。

3 增加钙和铁的摄入：胎宝宝体内的钙一半以上是在孕后期贮存的，准妈妈应每日摄入1500毫克的钙，同时补充适量的维生素D。胎宝宝的肝脏在此期间以每天5毫克的速度贮存铁，直至出生时达到300~400毫克的铁质。准妈妈应每天摄入铁达到28毫克，且应多摄入来自于动物性食品的血色素型的铁。

4 摄入充足的维生素：孕晚期准妈妈身体需要充足的水溶性维生素，尤其是硫胺素，如果缺乏则容易引起呕吐、倦怠，并在分娩时子宫收缩乏力，导致产程延缓。

5 热能：热量的供给量与孕中期相同，不需要补充过多，尤其在孕晚期最后1个月，要适当限制饱和。

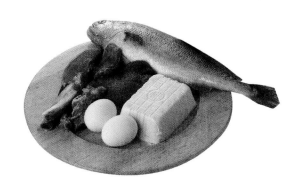

专家指导

妊娠晚期准妈妈每天应摄入的食物量如下所列：主粮（米、面）400~500克，豆类及豆制品50~100克，蛋类50~100克，奶类250克，新鲜蔬菜（绿叶蔬菜为主）50~750克，畜、禽、鱼、肉类200克，水果200克，粗粮50克，植物油40克等。

准妈妈上火该怎么办

上火的准妈妈可以多吃一些苦味食物，因苦味食物中含有生物碱、尿素类等苦味物质，具有解热祛暑、消除疲劳的作用。

最佳的苦味食物首推苦瓜，不管是凉拌、炒还是煲汤，都能达到去火的目的。除了苦瓜，准妈妈还可以吃一些苦菜、芥蓝等。

除了多吃苦味食物，准妈妈还要多吃甘甜爽口的新鲜水果和鲜嫩蔬菜。专家指出，甘蓝菜、花椰菜和西瓜、苹果、葡萄等富含矿物质，特别是钙、镁的含量高，有宁神、降火的功效，因此，准妈妈应多吃和常吃这些食品。

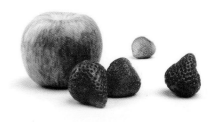

专家指导

很多人认为喝牛奶会加重上火，引起烦躁，其实，喝牛奶不仅不会上火，还能解热毒、去肝火。中医认为，牛奶性微寒，可以通过滋阴、解热毒来发挥去火功效。不过准妈妈需要注意的是不要把牛奶冻成冰块食用，否则很多营养成分都将被破坏。

消化不良的准妈妈该怎么吃

胃胀气、消化不良的准妈妈饮食需注意以下几点：

＊补充纤维素

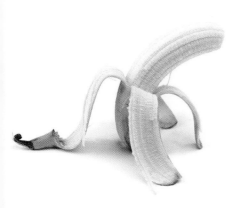

准妈妈可多吃含丰富纤维素的食物，如蔬菜、水果等。蔬菜类如茭白笋、韭菜、菠菜、芹菜、丝瓜、莲藕、萝卜等都有丰富的膳食纤维；水果中则以柿子、苹果、香蕉、猕猴桃等含纤维素多。另外，流质的食物虽然较好进食，但并不一定好消化，因此准妈妈可选择半固体的食物。

＊ 少量多餐

准妈妈不妨从每日三餐的习惯，改至一天吃6~8餐，以减少每餐的分量，这样可有效减轻腹部饱胀的感觉。另外，在饮食上除了控制蛋白质和脂肪的摄入，烹调时添加一些大蒜和姜片，也可以减少腹胀气体的产生。

＊ 细嚼慢咽

准妈妈在吃东西的时候应保持细嚼慢咽、进食时不要说话、避免用吸管吸吮饮料、不要常常含着酸梅或咀嚼口香糖等，避免使不必要的气体进入腹部。

＊ 避免食用产气食物

胀气状况严重时，应避免吃易产气的食物，例如豆类、蛋类及其制品、油炸食物、马铃薯等，太甜或太酸的食物、辛辣刺激的食物也不宜食用。

＊ 多喝温开水

准妈妈每天至少要喝1500毫升的水，充足的水分能促进排便。如果大便累积在大肠内，胀气情况便会更加严重。

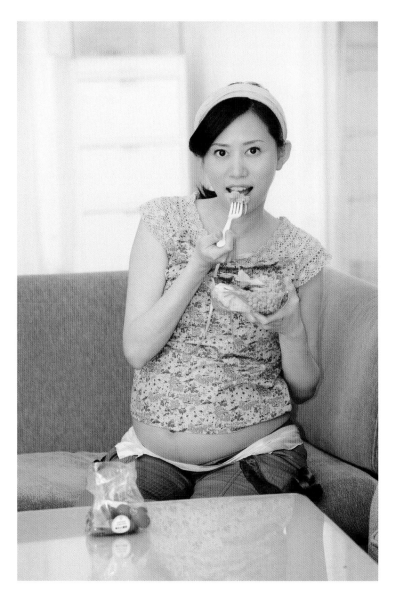

专家指导

当胀气状况严重时，准妈妈可以服用一些中药，但是在服用前必须先征询医生的意见。

胎位不正怎么办

如果准妈妈在孕7月前发现胎位不正，则不必处理，但是在孕8月时胎宝宝的头部仍未向下，应予以矫正。

胎位是指胎宝宝在子宫内的位置与骨盆的关系。正常的胎位应该是胎宝宝的头部俯曲，枕骨在前，分娩时头部最先伸入骨盆，医学上称之为"头先露"，这种胎位分娩一般比较顺利。除此以外的其他胎位，就是属于胎位不正了，包括臀位、横位及复合先露等。

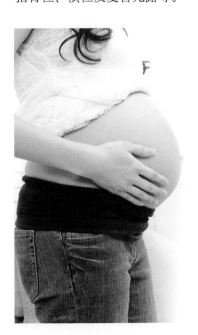

＊以下方法可以帮助准妈妈矫正胎位

膝胸卧位

准备前，准妈妈需要排空大小便，换上宽松、舒适的衣服。将小腿与头和上肢紧贴床面，在床上呈跪拜样子，但要胸部贴紧床面，臀部抬高，使大腿与床面垂直，保持15分钟，然后再侧卧30分钟。每天早、晚各做一次，连续做7天。患有心脏病、高血压的准妈妈忌用此方法。

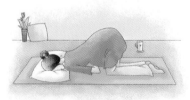

桥式卧位

准备前，准妈妈仍需要排空大小便，换上宽松、舒适的衣服。先用棉被或棉垫将臀部垫高30~35厘米，准妈妈仰卧，将腰置于垫上。每天只做1次，每次10~15分钟，持续1周。

此外，准妈妈可以进行适当的运动，如散步、揉腹、转腰等轻柔的活动。

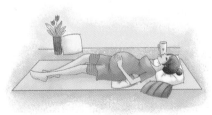

准妈妈患上痔疮怎么办

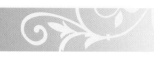

有痔疮的准妈妈可适当多吃含纤维素丰富的蔬果，并进行适当的运动，不要久坐。

准妈妈怀孕以后，逐渐膨大的子宫会慢慢影响盆腔内静脉血液的回流，使得肛门周围的静脉丛发生淤血、凸出，从而形成痔疮。所以，痔疮也可以看做是静脉曲张的一种。据统计，约有99%的准妈妈会在孕期受到痔疮的困扰。如果准妈妈在孕期得了痔疮，也不用过于惊慌，一般分娩后即可消失。为了避免痔疮随着孕期而加重，建议准妈妈从以下几个方面来进行改善：

1 多吃富含纤维素的新鲜蔬菜，如韭菜、芹菜、青菜，以利大便通畅。不要吃刺激性的调味品，如辣椒、胡椒、姜、蒜等。

2 平时注意多饮水。晨起后空腹喝一杯500毫升的淡盐水或蜂蜜水有助于排便。并且要养成每天定时排便的良好习惯。排便后，最好能用温水坐浴，以促进肛门局部血液循环。

3 不要久坐，尤其是不要长时间坐沙发。因为沙发质地软，久坐会加剧淤血程度，造成血液回流困难，诱发痔疮或加重痔疮。

4 适当增加提肛运动的频率，每天有意识地做3~5组提肛，每组30下。具体步骤：思想集中，并拢大腿，吸气时收缩肛门括约肌，呼气时放松肛门。

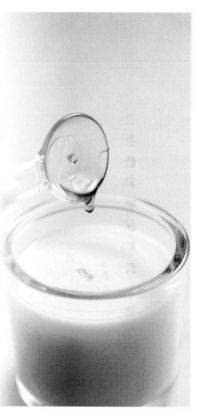

专家指导

准妈妈千万不要擅自使用痔疮膏，以免不明药物对胎宝宝产生影响。即使需要手术治疗，也要等到生育之后再做。如果妊娠痔疮严重，可在医生指导下服用麻仁滋脾丸或口服液体石蜡，缓解便秘。但注意一定不能吃泻药，否则易发生流产或早产。

孕后期怎样保护腰不受伤害

腰部是承受胎宝宝力量的主要支柱，因此准妈妈在孕期要特别注意保护好腰，以免引起腰部酸痛。准妈妈可通过经常做以下小动作来护腰、缓解腰部酸痛：

双手扶椅背，在慢慢吸气的同时使身体的重心集中在双手上，脚尖立起，抬高身体，腰部挺直，使下腹部靠住椅背，然后慢慢呼气，手臂放松，脚还原。每日早晚各做5~6次，可减少腰部的酸痛。

仰卧，双腿弯曲，腿平放床上，利用脚和臂的力量轻轻抬高背部，可以减轻怀孕时腰酸背痛。怀孕6个月后开始做，每日5~6次。

仰卧，双膝弯曲，双手抱住膝关节下缘，头向前伸贴近胸口，使脊柱、背部及臀部肌肉呈弓形，伸展脊椎然后再放松。怀孕4个月后开始做，每天练数次。这是减轻腰酸背痛的最好方法。

双膝平跪床上，双臂沿肩部垂直支撑上身，利用背部与腹部的摆动活动腰背部肌肉。在怀孕6个月后开始做，可放松腰背肌肉。

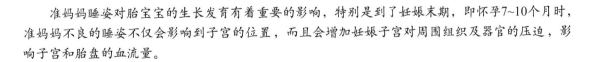

专家指导

1. 下楼梯时易加重腰部负担，能坐电梯时就偷点懒。
2. 穿柔软轻便的低跟鞋或平跟鞋，避免经常弯腰或长久站立，可有效缓解腰痛。
3. 累了赶快坐下来，休息时可将枕头、坐垫等柔软的东西垫在膝窝下，可缓解不适。

孕期睡姿学问大

准妈妈睡姿对胎宝宝的生长发育有着重要的影响，特别是到了妊娠末期，即怀孕7~10个月时，准妈妈不良的睡姿不仅会影响到子宫的位置，而且会增加妊娠子宫对周围组织及器官的压迫，影响子宫和胎盘的血流量。

✳ HOW to Sleep

人的睡姿，不外乎仰、侧、俯卧三种。对常人来说，只要睡得舒服，无论什么睡姿都无关紧要。然而对于准妈妈来讲，事情就不那么简单了。

妈妈怀孕后，胎宝宝在子宫内逐渐长大，原来像一个倒置梨形大小的子宫，到足月妊娠时变成了西瓜大小；子宫容积由未怀孕时的5毫升，增至怀孕足月时的5000毫升；子宫的重量也由未怀孕时的50克，增加到足月妊娠时的1000克。随着子宫和胎宝宝的长大，准妈妈的睡姿显得越来越重要！

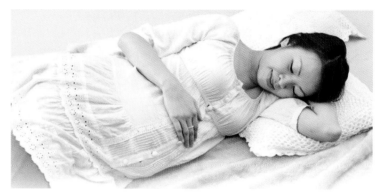

＊准妈妈最好采用左侧卧睡姿

侧卧有右侧卧和左侧卧两种。右侧卧位，会使子宫呈不同程度地向右侧旋转。这样，便会使维持子宫正常位置的韧带和系膜处于紧张状态。系膜中的血管受到牵拉，影响胎宝宝的血液供应，造成胎宝宝慢性缺氧。

准妈妈最好能采用左侧卧睡姿。事实上，左侧卧姿是妊娠末期准妈妈的最佳睡姿。因为这种体位，可使右旋子宫转向直位，从而减少由此引起的胎位和分娩异常。还能避免子宫对下腔静脉的压迫，增加准妈妈的心血排出量，减少水肿，改善子宫和胎盘的血液灌注量，有利于减少早产，避免子宫对肾脏的压迫，有利于胎宝宝的生长发育。

胎宝宝通过胎盘与母体进行气体及物质交换，获取氧气、营养物质，排出二氧化碳及废物。胎盘血流量的充足与否，对胎宝宝的生长发育是至关重要的。因此，医学专家对准妈妈的睡姿进行了长期的临床研究和实验后证实：准妈妈在怀孕期，特别是怀孕末期，采取左侧卧位是最佳睡眠姿势。

＊有利于胎宝宝的生长发育

妊娠末期(7~10个月)，此期的卧位非常重要。准妈妈的卧位与自身与胎宝宝的安危都有重要关系。宜采取左侧卧位，此种卧位可纠正增大子宫的右旋，能减轻子宫对腹主动脉和髂动脉的压迫，改善血液回流，增加对胎宝宝的供血量，有利于胎宝宝的生长发育。

＊孕期不宜采取仰卧睡姿

因为仰卧位时，巨大的子宫压迫下腔静脉，使回心血量及心输出量减少，而出现低血压。准妈妈会感觉头晕、心慌、恶心、憋气、面色苍白、四肢无力、出冷汗等。如果出现上述症状，准妈妈应马上采取左侧卧位，血压可逐渐恢复正常，症状也随之消失。

专家指导

对准妈妈而言，最佳的睡姿是侧睡，尤其是左侧睡，双腿可稍微弯曲，双脚中间可以放个小枕头或为准妈妈设计的长型枕头，支撑肚子，让准妈妈感觉舒适些。且这样的睡姿不论对准妈妈或胎宝宝来说都较为适合，因为胎宝宝可经由胎盘吸收最佳的血流及养分，准妈妈的肾功能也能达到最理想状态，以清除较多的体内废物，且能预防准妈妈的下肢及手部水肿。

怎样消除腿部水肿

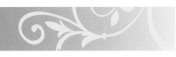

消除腿部水肿，准妈妈要避免久坐、久站，要适当运动，适当泡澡，多食用利尿消肿的食物等。

以下消除水肿的方法是针对生理性水肿而言的：

1 避免久坐、久站。准妈妈要经常改换坐立姿势。坐着时应放个小凳子搁脚，促进腿部的血液循环通畅，每一个半小时就要站起来走一走。站立一段时间之后就应适当坐下休息。步行时间也不要太久。

2 保持侧卧睡眠姿势，这可以最大限度地减少早晨的水肿。准妈妈每天卧床休息至少9~10小时，中午最好能躺下休息1小时。

3 给自己选一双好鞋。具体的选择标准，准妈妈可参考前文中的"准妈妈怎样挑选一双适合自己的鞋子"。注意不要穿太紧的衣物，以免阻碍体内循环。

4 适当运动也是消除水肿的好方法。如散步、游泳等都有利于小腿肌肉的收缩，使静脉血顺利地返回心脏，减轻水肿。

5 适量的泡澡也可以减轻水肿症状，同时还可以配合适当的按摩消肿。注意按摩时要从小腿方向逐渐向上，这样才有助于血液返回心脏。

6 适当食用红豆、茄子、芹菜、冬瓜、西瓜等利尿消肿的食物，可帮助身体排出多余水分，消除水肿。

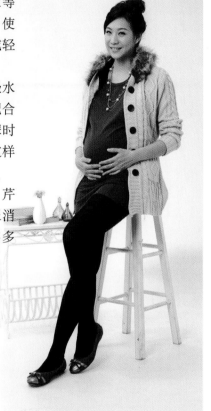

专家指导

一般情况下，孕期水肿属于妊娠正常现象，经休息或抬高下肢后能自行消退者，不需特别担心。不过，经适当休息后仍不能消肿者，或手背及小腿处按压后皮肤不能恢复原状时，应到医院检查发生水肿的原因，不能麻痹大意。

本月产检注意事项

此次产前检查除了常规地完成前几次检查的项目外，准妈妈还应作好心理、生理上的防护准备，以预防早产。

在此次检查中，医生会要求准妈妈注意无痛性阴道流血，因为妊娠晚期的无痛性阴道流血是前置胎盘的典型症状。正常妊娠时，胎盘附着于子宫的前壁、后壁或者侧壁，如果胎盘部分或者全部附着于子宫下段，或者覆盖在子宫颈内口上，医学上称为前置胎盘。这种病是妊娠晚期出血的重要原因之一，是围产期危及母子生命的严重并发症。

妊娠晚期或者分娩时(偶然会发生在妊娠20周)，子宫下段逐渐伸展，附着于子宫下段或者子宫颈内口的胎盘不能够相应地随着伸展，故前置部分的胎盘由其附着处分离，导致胎盘血窦破裂而出血。初次出血量往往不多，但可能反复发生，经常是一次比一次出血量多，这种出血通常发生于不自觉之中。有时准妈妈半夜醒来方才发现自己已躺卧在血泊之中。偶有个别准妈妈第一次出血量就很多，这种情况应立即送医院。

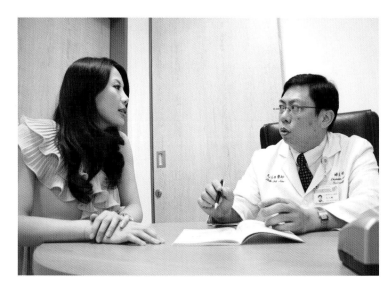

专家指导

导致前置胎盘的原因包括：多次人工流产或者子宫腔内手术后子宫内膜修复欠佳；子宫内膜炎；多次妊娠，过密、过频生育。上述三个原因都可以使子宫蜕膜血管形成不全，当孕卵植入时因血液供应不足，胎盘面积扩大以摄取营养所致。

特殊产检：尿蛋白检查

准妈妈在妊娠20周以后，一般要求是每隔2周去医院化验1次尿蛋白，测量血压，检查有无水肿等。

一旦发现准妈妈出现水肿、蛋白尿、高血压其中两种症状者，即为妊娠高血压综合征。这也是在妊娠过程中较容易发生的并发症，它常常影响准妈妈的健康，严重时可危及生命，同时也是胎宝宝死亡的原因之一。

＊妊娠高血压综合征为什么会出现蛋白尿

这是由于血压升高后全身小动脉收缩痉挛，肾小动脉也收缩痉挛，导致肾脏缺血、缺氧，引起肾小球基底膜通透性增高，肾小管重吸收功能不全，所以蛋白质在尿中增多，准妈妈就出现了蛋白尿。多数情况下蛋白尿出现在高血压之后，一旦发生蛋白尿，则说明准妈妈可能患有妊娠高血压综合征。

所以，准妈妈定期检查尿蛋白可及时发现高血压综合征，以便及时采取措施，保证母子健康。

防治孕期哮喘

如果准妈妈是哮喘病患者，要注意在妊娠期避免哮喘再次发作。

一旦准妈妈哮喘持续发作24小时以上或经积极治疗12小时以上没得到缓解，则会造成体内严重缺氧，全身功能紊乱，危害母体和胎宝宝的健康。

患有哮喘的准妈妈平常注意少接触可引起发作的因素，消除紧张情绪，积极休息。

准妈妈如果哮喘发作，应积极去医院救治，也可在妊娠期请医生开一些哮喘发作时的应急药，但这些药必须对胎宝宝无害。真的发作时，要先使用安全的药物，然后及时送医院救治。

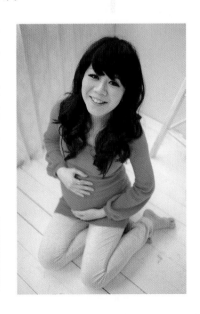

专家指导

哮喘伴有呼吸道感染者，可用红霉素治疗，不宜使用青霉素。

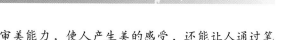

绘画、剪纸也是美学胎教

心理学家认为，绘画、剪纸不仅能提高人的审美能力，使人产生美的感受，还能让人通过笔触和线条，释放内心情感，调节心绪平衡。

准妈妈在画画的时候，不要在意自己是否画得好，可以持笔临摹美术作品，也可随心所欲地涂抹，只要准妈妈感到是在从事艺术创作，感到快乐和满足，就可以画下去。画画具有和音乐治疗一样的效果，即使准妈妈不会画画，也可以在涂涂抹抹之中自得其乐。

剪纸的话，准妈妈可以先勾轮廓，而后细剪，剪个胖娃娃，"双喜临门""喜鹊登梅""小放牛"，或胎宝宝的属相，如鼠、龙、猴、兔等，不要怕麻烦，也不要说没时间，更不要说不会剪，因为问题不在于剪的好坏，而是在于准妈妈在进行艺术胎教，在向胎宝宝传递深深的爱，传递美的信息。

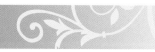

激发胎宝宝的运动积极性

抚摸胎教是为了激发胎宝宝在母体中运动的积极性，感受准妈妈的爱抚。

抚摸胎教有以下两种方法：

＊抚摸法

自胎动起，准妈妈在休息、睡觉前，将身体平躺、放松，双手捧住胎宝宝，做来回抚摸状(一般10分钟左右)，从本月起准妈妈应顺时针抚摸。

＊轻压、慢推法

准妈妈可用手指做轻压胎宝宝随后放松的动作，到妊娠后期，还可采用轻缓推动胎宝宝的动作。一开始或许胎宝宝因受压、受推不太习惯，一旦胎宝宝熟悉了准妈妈的手法后，就会接受这种爱抚，主动地配合运动。这时，如果再加上准妈妈轻柔的说话声，效果会更好。在这个过程中准妈妈的动作要轻缓适度，时间不能过长，一般不超过10分钟。

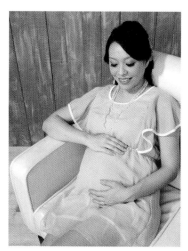

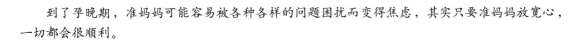
克服孕晚期焦虑综合征

到了孕晚期，准妈妈可能容易被各种各样的问题困扰而变得焦虑，其实只要准妈妈放宽心，一切都会很顺利。

在孕晚期，准妈妈一般会被以下问题所困扰，并因此而变得焦虑：

＊预产期快到了，胎宝宝怎么还不出生

医学专家指导：到了预产期并非就得分娩，提前或拖后几天至十几天都是正常的情况。准妈妈既不要着急，也不用担心，因为这样都无济于事，只能是伤了自己的身体，影响了胎宝宝的发育。

＊分娩的时候会不会顺利

现在，正规的大医院妇产科都有接生经验丰富的医生和良好的技术设备，并且有许多专业的医生、护士随时监控准妈妈的分娩进程。准妈妈要对自己有信心，要勇敢面对！

＊胎宝宝会不会健康

整个孕期准妈妈都坚持产检，并且大夫也一再让准妈妈放宽心了，准妈妈还焦虑什么呢？要知道，不必要的焦虑可对胎宝宝健康不利。

以上的孕晚期焦虑综合征其实都是由于准妈妈对自己和胎宝宝健康状况的不自信。建议准妈妈通过一些方法来转移注意力，如听听音乐、下下棋、侍弄一些花草，或是给胎宝宝准备必备的物品等，都可以很好地缓解准妈妈的紧张情绪。实在不放心的，就去医院咨询医生。

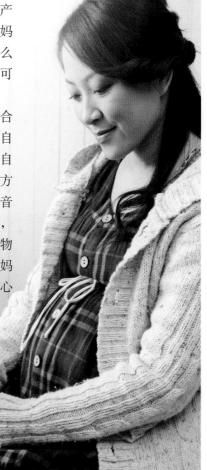

剖宫产好还是顺产好

不管是剖宫产还是顺产都有利与弊，用什么方式分娩得遵医嘱，准妈妈不必自觉烦恼，过分担心。

以下是剖宫产和顺产的好处，准妈妈可大致了解一下：

＊支持剖宫产的理由

1 已知顺产会给准妈妈或胎儿带来危险。

2 在自然分娩过程中发生了异常。

3 准妈妈在孕期出现异常或出现胎盘早剥、脐带脱出等并发症。

＊支持顺产的理由

1 顺产胎宝宝更健康。顺产的胎宝宝在经过产道时，颅骨会产生自然重叠以适应产道环境，防止脑组织受压。而在剖宫产时，胎宝宝胸部未受挤压，呼吸道的黏液、水均滞留于肺，易发生小儿吸入性肺炎，胎宝宝缺氧，有损于宝宝大脑发育，影响宝宝智商。

2 剖宫产风险高。增加了产妇患肠粘连、附件炎症、伤口感染、子宫内膜异位症等发生的概率。

3 顺产准妈妈在产后不仅更容易恢复体形，而且生产后恢复得比较快。剖宫产的准妈妈一般要3天到1周才能出院，一个月左右时间才能完全康复。

以上剖宫产和顺产的理由只供准妈妈作参考，具体采取哪种生产方法，还是得要医生来决定。医生会根据产力、产道和胎宝宝等三个条件决定准妈妈的分娩方式。

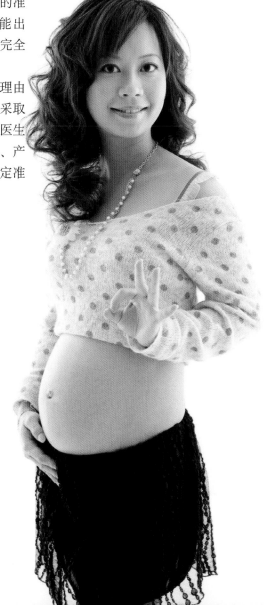

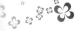

胎宝宝太大或太小怎么办

当产检专家跟准妈妈说：你的宝宝太大（太小）啰！总会让准爸妈担心不已！为何胎宝宝会太大或太小？其背后有哪些危机？对准妈妈及胎宝宝有哪些危害？当医生说胎宝宝太大或太小时，该怎么办？

＊怀孕12周之前一定要确定周数

胎宝宝太大或太小，在门诊常被准爸妈问到，尤其以前超声波不发达时，误差会比较大。但怀孕12周之前一定要确定周数，这样才会有依据，误差会在一两周之内；万一周数不对，之后误差会变大，而且周数不对，根本就无法说胎宝宝太小或太大。

怀孕六七个月之后，胎宝宝才会有大小差别的变化，因为在此之前是细胞分裂成长时期，要到6个月之后，胎宝宝才会开始变胖。

＊胎宝宝太大或太小吗

要判断胎宝宝的大小是否恰当，需配合怀孕周数及新生儿体重分布曲线来计算。基本上，在曲线10%～90%之间的范围，都属于体重适中的一群；体重低于10%者，属于出生体重过小；体重高于90%者，则称为"出生体重过大"。更具体来说明，如果出生体重超过4000克，就属于医学定义的巨大胎儿；而出生体重低于2500克，则属于低出生体重儿。

＊准妈妈肚子大小，不代表胎宝宝大小

有些准妈妈的肚子依周数看起来比较小，但并不代表胎宝宝也太小，因为可能这位准妈妈比较藏肚，或是胎宝宝真的比较小，或是羊水太少。

准妈妈肚子大，跟羊水量有关，也跟胎宝宝大、准妈妈腹部脂肪多有关，只要看B超就可以很清楚是否真的胎宝宝过大。

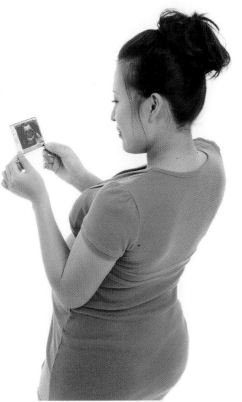

*确定胎宝宝大小的方法

一般来说，准妈妈的体形对宝宝的影响比爸爸大，若是准妈妈比较娇小，宝宝也可能比较小。外国人的体形比较大，所以依国外的标准，胎宝宝过大是指超过4500克；国内胎宝宝过大的标准则是指超过4000克。一般来说，胎宝宝体重有10%以内的误差，估计越大的宝宝，误差会越大。

传统方法，自己就可以测量

要确定胎宝宝是否真的太小、羊水太少，可用超声波检测。不过还有一个传统的方法可以很快知道胎宝宝大小是否符合周数，而且还挺准的，就是以量尺量从耻骨联合上方到子宫底（子宫的最上方）的高度，几厘米就是几周大，例如20厘米就是20周，若和实际周数相差超过3厘米，就有可能有胎宝宝过大或过小的问题。

超声波测量最准确，但仍有误差

以超声波测量胎宝宝大小，可量3种长度，即双顶径BPD、腹围AC、大腿骨长度FL。

超声波照片上会显示这些数据，这是用体重换算周数，再算出预产期。若预产期往前，表示胎宝宝过大；若预产期往后，表示胎宝宝过小。若误差超过3周以上，可能有问题。

准妈妈到了快生的时候，若以超声波测量，胎宝宝腹围AC超过37厘米、腹围脂肪层超过0.5厘米，宝宝几乎都会超过4000克。但预测胎宝宝大小有5%的误差。

* 为何胎宝宝太大

胎宝宝太大的原因，可能是先天体质（准妈妈个子高大，胎宝宝会比较大），或准妈妈有妊娠糖尿病。但这两种胎宝宝的大法不一样，若胎宝宝是先天体质就比较大，会整体大、脚也长；若是准妈妈有妊娠糖尿病，则胎宝宝会肩膀较宽、腹围比较大。

此外，准妈妈营养吸收太好也会造成胎宝宝太大，这可

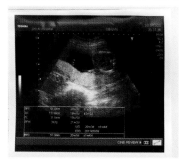

以经由饮食来控制。一般来说，胎宝宝预测体重低于10%，称为过小，高于10%称为过大。

* 胎宝宝太大，能不能自然生

可以试试看，若能顺利生产就自然生，假如不是妊娠糖尿病，就比较不会有并发症；但若是妊娠糖尿病，则胎宝宝肩膀会比较宽，容易锁骨骨折、臂神经丛受损，要转由新生儿科照顾。锁骨骨折一般都会自行愈合，臂神经丛受损也有90%可以自己复原。只有胎宝宝卡太久才会有危险，或者是在准妈妈子宫内被挤压太久，则不容易复原，所以就算是剖宫产，也有可能会臂神经丛受损，因为在子宫内就已经被压迫了！

而且胎宝宝好不好生还要看产妇的骨盆，及宝宝在娩出过程中的变形程度。至于有准妈妈怕痛而不敢尝试自然生，现在减痛分娩的效果很好，经过医生详细说明大多能解除准妈妈的担心，而且剖宫产反而生完之后会比较痛，不见得是比较好的选择。

＊胎宝宝太大，是否要提早生出来

假如没确定周数，38周再生，因为提早引产，不会增加剖宫产的概率及死亡率，却可减少受伤的概率，所以大多提早引产。所以如果因为担心不好生而提早引产，就没有要不要剖宫产的疑虑，否则提早生就没有意义了！

太大也不一定要提早生，因为引产也不一定会成功，而且引产时间长，可能会到3天，也可能最后要剖宫产！必须视个人的状况和医生讨论。

若胎宝宝太大，生出来之后，容易有右心房、右心室肥大的问题。离开母体之后，恢复正常吸收及代谢，并请小儿科作好监控，通常可以恢复正常。所以这些准妈妈最好选择有小儿科加护病房的大医院生产比较保险！

＊胎宝宝太大，少吃有用吗

若胎宝宝是先天体质关系而过大，少吃帮助不大；若是妊娠糖尿病的准妈妈，控制饮食就有差别，因此专家会要准妈妈去作妊娠糖尿病筛检，不然胎宝宝的并发症会比较多。

＊准妈妈吃多了，小心胖到自己

准妈妈吃多了，结果胎宝宝没变胖，反而胖到准妈妈自己。不过一旦胎宝宝到六七个月大之后，准妈妈身体储存的能量多，能给胎宝宝的也多，胎宝宝就会开始变大！太大的胎宝宝比较不好生，会增加剖宫产的概率。

＊胎宝宝过小，比较危险

若胎宝宝过小，要检视供应胎宝宝的营养状况，而且过小要看胎宝宝有没有危险，若胎宝宝太小、羊水少，要赶快生，不然胎死腹中的概率很高！而羊水少，可能是准妈妈供应胎宝宝营养出了问题，比如是准妈妈吃不够，或胎盘根本无法传送养分给胎宝宝，原因可能是胎盘发炎等，但最常见的是不明原因。

胎宝宝过小的征兆，包括羊水少很多、胎心变化不好，代表胎宝宝无法对外界反应。可用多普勒彩超（Doppler）来看脐动脉的血流，若有变化，代表胎宝宝状况很不好，若生出来还有概率存活，就赶紧让宝宝生出来吧！胎宝宝过小，染色体异常的概率比较高，因为细胞分裂出问题，会一致性的过小；营养问题造成的胎宝宝过小通常在24周之后，头一般不会小，但肚子会特别小，还好出生后会很快发育正常。

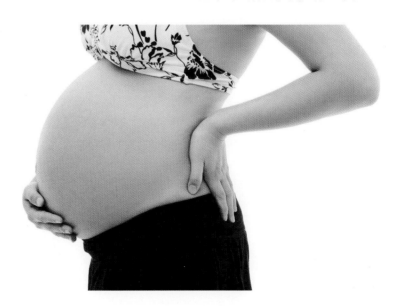

＊为何胎宝宝太小

胚胎着床的问题

医生专家指出，胎宝宝太小有可能是胚胎着床时，滋养层侵入子宫壁不够深，造成后续胎盘功能差。可用超声波测量子宫动脉，英国就开发出一套软件，可测量子宫动脉血及抽血，至少有五成以上可预测怀孕的状况。

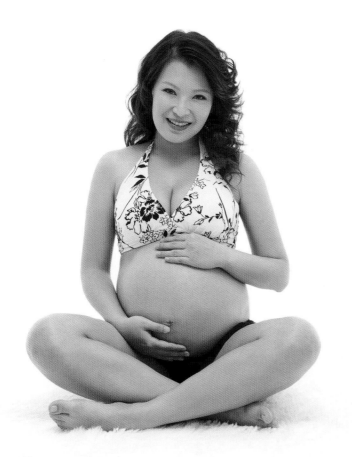

病毒感染、烟酒

造成胎宝宝太小的原因包括怀孕时受到病毒感染（例如麻疹、水痘、巨细胞病毒）、烟酒影响。其中要特别注意烟酒，因为烟酒对正在受孕时的准妈妈影响非常大，所以准备怀孕之前，要及早戒烟酒。

准妈妈营养缺乏

胎宝宝太小的原因还包括准妈妈营养缺乏，但这很少见，除非是准妈妈刻意节食，或跟准妈妈的个子娇小有关。

胎盘因素

容易造成血栓疾病，例如，全身性红斑狼疮(SLE)、血小板缺乏性紫癜症等，容易塞住胎盘，让营养无法传送给胎宝宝。此外，前置胎盘、胎盘慢性剥离，也会让营养无法从胎盘传送过去，都会造成胎宝宝太小。

若准妈妈有子痫前症、慢性高血压，也会因为胎盘的血流阻力大而造成胎宝宝太小，但这在怀孕后期才会发生。

胎宝宝本身有问题

最担心的是染色体异常，需要作羊膜穿刺来确定，会使胎宝宝畸形，或结构有问题，造成营养吸收不正常，而使得胎宝宝太小。

早期发生、晚期发生有差别

假如胎宝宝太小是早期发生的(怀孕24周之前)，是染色体的问题，预后会比较差。晚期发生，则是营养传送不过去。可以看成长速度，假如成长速度正常，那么问题比较少；假如原本正常成长，后来开始减缓，问题就比较大。

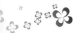

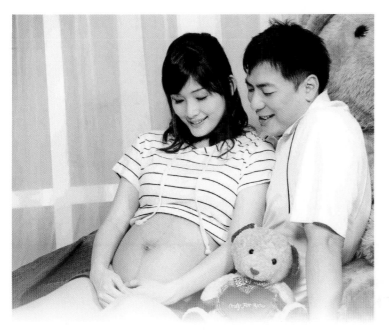

＊专业专家的建议

产检最好固定由同一个医生追踪，并确定预产期没有搞错。若胎宝宝大小没有差太多，追踪就好；若差很多，新生儿体重在1500克以下，要送到新生儿加护病房照顾，2300克以下要睡保温箱，所以准爸妈要先问生产的医院有没有这些设备。若是胎宝宝太大，只要生产时小心一些就好，除非是妊娠糖尿病会有一些后续问题要处理，比较要担心的是胎宝宝太小的问题！

若担心胎宝宝大小的问题，又觉得这样就跑医院太大惊小怪，可以自己量子宫的高度，也就是从耻骨联合量到子宫底的距离，几周就是几厘米，若差距在3厘米内，不用急着找专家。

若胎宝宝过大，准妈妈要检查是否患有妊娠糖尿病；若胎宝宝过小，要看成长曲线，跟自己作比较，若差距越来越大，就要作羊膜穿刺，看是否胎宝宝染色体异常，或是准妈妈有血压偏高等问题。假如都正常，只要正常产检即可，不用太担心。

＊胎宝宝太大或太小，准妈妈能做哪些事

当医生说"胎宝宝太大(太小)"时，准妈妈能做哪些事？饮食控制有些帮助，尤其对没作妊娠糖尿病试验的准妈妈。建议饮食控制要找营养师咨询，假如自己贸然作饮食控制，若淀粉类都不吃，恐怕会有酮酸代谢异常等问题！至于没有患妊娠糖尿病的准妈妈，只要正常产检就好，若怕胎宝宝过大不好生，可提早在38周或39周生，后期多一周，胎宝宝可能增加200～400克！

胎宝宝过小，要看小到怎样的程度，若估计差3周以上，一周可检查1～2次来监测胎宝宝，并注意成长曲线、羊水多寡、脐动脉状况。假如是胎盘有问题，准妈妈拼命吃喝也没有用！若是准妈妈有疾病问题，那么控制疾病比较重要，不然胎宝宝还是长不大！

通常准妈妈都很紧张，但差一两周没关系，再追踪就好，医生也可能选择不告知，密切注意就好，以免准妈妈太紧张。

怀孕第

9

月

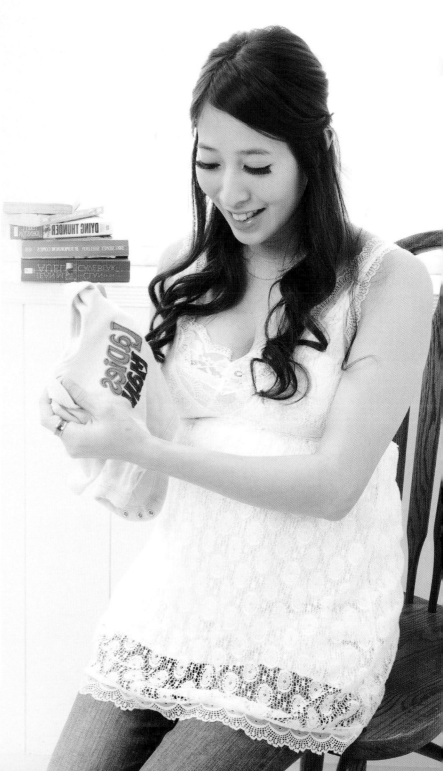

准妈妈可以多吃些粗粮吗

准妈妈在孕期容易发生便秘，适当吃些粗粮，可以帮助通便，减轻便秘的烦恼。

粗粮中含有精制粮食中流失掉的B族维生素，可以让准妈妈摄入更全面的营养。尤其是维生素B_1，跟人体物质和能量的代谢密切相关，对于提高准妈妈的食欲、促进胃肠道的蠕动和消化功能的加强，都非常有益处。所以，准妈妈在孕期适当吃些粗粮，不仅可以帮助通便，对准妈妈及胎宝宝的健康也非常有益处。

不过，粗粮虽好，吃多了却也对准妈妈的健康不利。因为粗粮中含有比较丰富的纤维素，而摄入过多的纤维素，可能影响到人体对脂肪、微量元素的吸收。比如，燕麦吃多了会影响铁和钙质的吸收，缺铁或缺钙的准妈妈就必须十分注意。

所以，准妈妈在吃粗粮的时候要注意方法，不要和补钙、补铁的食物一起食用，中间最好隔上40分钟左右。孕晚期每日食用粗粮的量，要控制在50克以内。

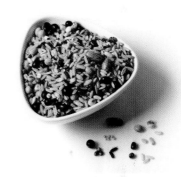

豆制品是准妈妈的好食物

在孕期，准妈妈多吃豆类和豆制品利于胎宝宝发育。

豆类包括许多种，根据其营养成分及含量大致可分为两类：一类是大豆(黄豆)、黑豆及青豆，另一类包括豌豆、蚕豆、绿豆、豇豆、小豆、芸豆等。

孕期准妈妈多食用豆类及豆制品，可以补充蛋白质、脂类、钙及B族维生素等，有助于胎宝宝的发育，尤其是胎宝宝脑及神经系统的发育。脑及神经系统的发育依赖于大量的不饱和脂肪酸及磷脂，孕期多吃豆制品可保证胎宝宝健康成长，使宝宝更聪明。

在食用豆制品时，注意要吃加热煮熟的食品。在食用普通豆制品的同时，某些发酵的豆制品如豆腐乳，也可以食用。发酵的豆制品不但易于消化，有利于提高大豆中钙、铁、镁、锌等的生物利用率，促进吸收，而且能使不利物质降解。

准妈妈可以常吃烧烤吗

烧烤食物味美，但却对人体有害，准妈妈尽量少吃或不吃。

烧烤食物通常是用木材、煤炭做燃料熏烤而成的。在熏烤过程中燃料会发散出一种叫苯并芘的有毒物质污染被熏烤食物。苯并芘是目前已知的强致癌物质，进入人体后，会使细胞核的脱氧核糖核酸分子结构发生变异，从而导致癌变。

据测定，每千克烤羊肉含苯并芘1~20微克，每千克熏鱼和烤肉含苯并芘数十微克，每千克烤肉饼含苯并芘79微克，烧焦的鱼皮每千克含苯并芘50~70微克。此外，研究者还发现，在烟熏火烤的食物中，还含有亚硝胺化合物，具有强烈的致癌作用，如以熏鱼为主食的波罗的海沿岸及冰岛的渔民，其消化道癌的发病率特别高。为了准妈妈的健康及胎宝宝的安全，准妈妈要少吃或不吃熏烤食物。

油炸食品对准妈妈有什么危害

油炸食品香脆可口，颇为诱人，却含有多种有害物质，准妈妈不可多吃。

一些反复加热、煮沸、炸制食品的食油内，可能含有致癌的有毒物质，用这种油炸的食品也会带有有毒物质。经常食用会对人体产生有害影响，更不用说准妈妈和娇嫩的胎宝宝了。再说，油炸食品经过高温处理，食物中的维生素和其他营养素受到较大程度的破坏，含脂肪又太多，食物的营养价值大打折扣且难消化吸收。

孕早期时准妈妈一般都有反应，油炸食品会加重反应，影响食欲；孕中期子宫增大，肠道受压，肠蠕动差，多食油炸食品，很容易发生便秘。有些准妈妈消化能力本来就不好，油炸食品更不应该吃或少吃。即使消化能力好的准妈妈，如食后有饱胀感，导致下顿饮食量减少，也应停食。有便秘者更应停食。

像油炸食品这类多油脂的食物增加了不易消化的因素，往往要在胃肠道里待很长时间，是造成便秘的主要因素，并促使血液超量流入并滞留胃肠道，促使体液酸性化，带来肥胖、糖尿病、高血压、高血脂、心脏病等现代人称为"富贵病"的疾病。

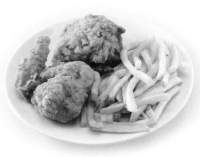

孕晚期怎样预防胎膜早破

胎膜早破就是通常所说的提前破水。准妈妈若提前破水会给胎宝宝带来危险,因此要尽量预防。

正常情况下只有当宫缩真正开始,宫颈不断扩张,包裹在胎宝宝和羊水外面的卵膜才会在不断增加的压力下破裂,流出大量羊水,胎宝宝也将随之降生。提前破水是指还未真正开始分娩,胎膜就破了,阴道中的细菌会侵入子宫,给胎宝宝带来危险。

* 如何预防早期破水的发生?

1 定期到医院接受产前检查。

2 注意孕期卫生,避免发生霉菌性阴道炎和其他妇科炎症。

3 注意保持膳食的平衡,保证充足的维生素 C 和维生素 D 的摄入,保持胎膜的韧度。

4 怀孕期间如果分泌物比较多,有感染的现象,应该及时到医院就诊,接受治疗。

5 怀孕后期(最后一个月)一定要禁止性生活,避免对子宫的任何压力。

6 如果是多胞胎,要多卧床休息。

7 避免过度劳累和对腹部的冲撞。

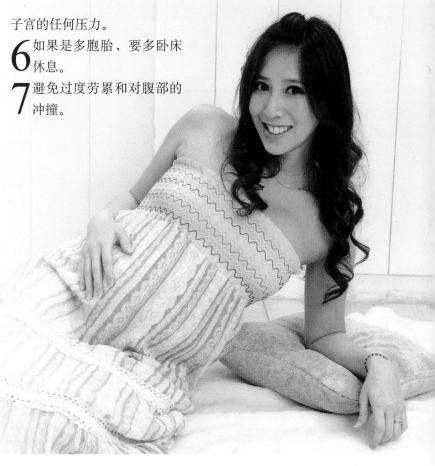

专家指导

准妈妈一旦怀疑自己破水,应该立刻去医院就诊。

骨盆大小跟分娩难易度有关吗

　　骨盆的大小与分娩的难易有很大的关系，骨盆小的准妈妈分娩时相对而言较容易出现困难，甚至难产。

　　骨盆是构成胎儿娩出的骨产道。

　　评估骨盆的产容量时，最重要的量度有：入口的产科直径、坐骨棘之间的距离、耻骨下角与二结节间的距离、三平面(入口、中间及出口)之后矢径、尾椎的屈度和长度。这些客观评估的尺度，必须借助放射线骨盆摄影才能测知。但是放射线的照射，可能会增加将来宝宝得血癌的概率，所以并不广泛被使用。

　　由于准妈妈的骨盆及每一骨盆的平面的变化极大，要将骨盆作硬性的分类不可能。为了实际上的需要，依照骨盆入口的形态，可将骨盆分为：

　　女式，即圆形或横卵圆形。

　　男式，即心脏形或楔形。

　　扁平式，即横卵圆形，但前后径很短。

　　类人猿式，即长前后卵形。

　　这四类的骨盆对分娩的影响，以"女式"及"类人猿式"较有利于生产。"男式"及"扁平式"都不利于自然生产。

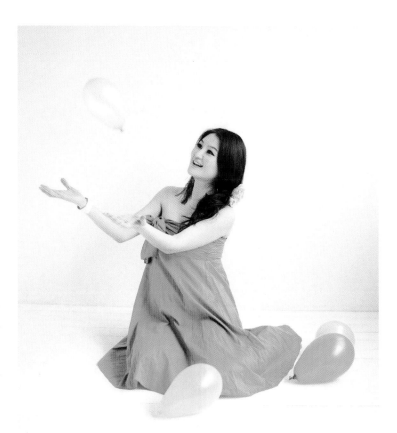

专家指导

　　骨盆是准妈妈进行自然生产的一个重要因素之一。但是，骨盆的形态无法由肉眼透视，屁股大比较会生宝宝的说法，并不科学。

临产前准妈妈要作哪些准备

预产期日益临近，准妈妈需预先联系住院事宜，并准备一些入院必需品。

具体需要作以下准备：

* 联系好住院事宜

为了防止医院妇产科的床位紧张，准妈妈必须要提前联系好住院事宜，那样才能有备无患。

* 确定好去医院分娩的路线和交通工具

分娩的时间很难预测，必须准备一个万全之策。准爸爸、准妈妈一定要在预产期到来之前就设计好去医院的几种方案，以便在紧要关头准妈妈能顺利平安地抵达医院。

* 按时作产检

一般到了孕晚期，体检的次数会变得频繁，准妈妈一定要坚持按时去体检，关注每一次检查的结果，以便及时发现异常，及时解决。

* 准备好待产包

准妈妈要把之前准备好的物品装包，放在随取随用的地方，方便入院后取用。

* 准妈妈要经常按摩身体

按摩可以刺激身体皮肤内的神经末梢，增进血液循环，缓解肌肉疲劳。对于做不到的地方可以请准爸爸帮忙。

* 学习分娩知识

准妈妈要多阅读孕产相关图书或参加产前培训班，全面客观地了解分娩，保持轻松和自信的状态，迎接胎宝宝的降生。

* 随身携带通信工具

孕晚期准妈妈不要单独外出，如果必须要单独外出，手机一定要随身带，以便有紧急情况出现的时候与家人取得联系。

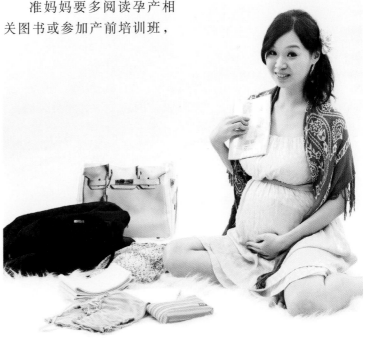

快要生了如何准备生产包

怀孕过程是一段漫长等待的岁月，每位产妇就像期待一趟盼望已久的旅行，抱着既兴奋又紧张的心情准备出发。在任何一趟行程中，完善的事前准备工作，是决定行程顺畅的关键之一，所以产妇生产时，事先准备好生产包，才不会慌了手脚。那么要怎么准备才好呢？

＊36周前即可准备

正常的产兆是出现在预产期前后两周，通常专家在准妈妈怀孕37周即不会再为其安胎，也就是说准妈妈怀孕37周后，就要有心理准备，随时有产兆就可以起程到医院去报到了！在此之前，生产包也就应该准备好了，所以建议准妈妈在怀孕36周前，即可开始准备生产包。

＊生产包可以这样分类准备

首先建议将生产包分三类：第一类是生产时会用到的物品，第二类是产后会用到的物品，第三类是宝宝会用到的物品。然后再依顺产与剖宫产细分，基本上相差不大。

第一类：生产时会用到的物品

包括产褥垫1包、看护垫1～2包、免洗裤1包、面纸1盒(包)、湿纸巾1包、毛巾1条、生理冲洗器1个、水杯(或保温瓶)及吸管1组。

第二类：产后会用到的物品

包括盥洗用具(牙刷、牙膏、漱口杯、毛巾、洗面奶、洗发精、沐浴乳、香皂、梳子、牙线或牙线棒)1组、化妆包(有化妆品、个人保养用品及化妆棉、棉花棒等)1组、束腹带1条、哺乳胸罩、薄外套1件、帽子1顶、袜子及拖鞋各1双、大脸盆(顺产坐浴用，剖宫产不必准备)1个、环保餐具(碗、筷、汤匙)1组、抹布1条、洗碗精少许、笔记本(便条纸)1本、笔1只、电子产品。

第三类：宝宝会用到的物品

包括纱布衣1件、棉质衣1件、裤子1条、帽子1顶、手套及袜子各1双、大毛巾1条、包巾1条。

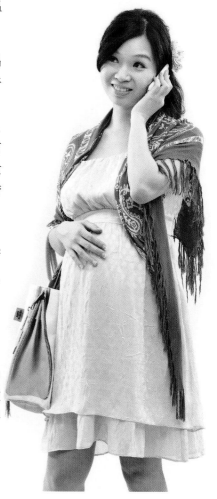

重要文件

应该放在一起，以免遗漏，包括医院挂号证、产妇健保卡、准妈妈手册、夫妻双方身份证。

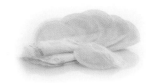

*注意事项

1 待产时先提第一类包及重要文件，生产完后再请家人回家拿第二类包，第三类包出院当天再带即可。

2 长发者请带绑发带或发夹。

3 有近视眼者最好戴普通眼镜，不要戴隐形眼镜。因为待产时状况不一，万一临时需剖宫产，隐形眼镜摘取、置放不方便。

4 不要戴饰品(耳环、戒指、手链等) 到医院，一方面怕遗失，另一方面万一遇紧急状况需手术时会影响作业进行。

5 哺乳衣通常医院会准备，若有个人喜好或体形受限，可自备一两套。

6 吸乳器不一定要先准备，通常医院都有，可先借用或试用，若有需要再购买，一般婴幼儿用品店很容易买到。

7 溢乳垫在乳汁充盈时才会用到，产后三四天乳汁尚未充盈，所以暂时用不到，不必带至医院。

8 手机(座充)、相机、录像机、MP4等电子产品应妥善保管，避免被窃。

9 绑束腹带的目的是帮助子宫及其附属器官复位和恢复身材，方便绑拆即可，不一定要买传统缠绕式的，主要是要持之以恒至身材恢复为止。

10 医院有冷气、空调，产后新陈代谢旺盛，很容易流汗，弄湿衣服，若因此感冒导致月子没坐好，得不偿失，所以保暖很重要，薄外套、袜子等保暖衣物不可少。

11 大脸盆以臀部可坐下去为原则，盆内放温开水1/3~1/2，让会阴伤口浸在水中坐浴，使伤口周围血液循环良好，促进伤口愈合。

12 宝宝的衣物可依天气冷、热增加或减少件数。

13 至医院待产时勿化妆、勿涂指(趾) 甲油，以便遇紧急状况时利于医生诊断。

14 如果准妈妈有计划帮宝宝记录成长过程，不要忘记带准妈妈成长记录册，请护士小姐将宝宝的小脚印印在成长记录册上留下纪念。

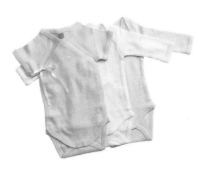

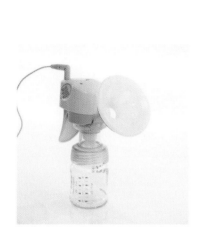

专家指导

上述的准备只是通则，具体仍需因人而异。作好万全的准备，迎接新生命的到来，是每一个家庭的大事也是喜事，同时也是迈向另一段新旅程的开端，各位爸爸、妈妈加油啰！

胎头什么时间开始入盆

一般来说，在本月的第一周或者是第二周，胎宝宝的头部就能入盆了。

胎宝宝的入盆时间也因人而异，晚的可能会在37~38周入盆，还有的可能直到开始生产前都不会入盆。不过即使胎宝宝早早入盆，也不意味着准妈妈就会提前生产。

胎头入盆的时候，由于胎头下降，压迫到了膀胱，准妈妈会觉得尿意频繁，还会感到骨盆和耻骨联合处酸疼不适，不规则宫缩的次数也在增多。这些都表明胎宝宝在逐渐下降。

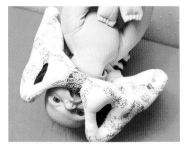

专家指导

如果准妈妈的体格很棒，腹部肌肉的弹性非常好，建议准妈妈放松肚子上的肌肉，并尽量让腹部向前挺，减轻胎宝宝入盆的困难。如果准妈妈是长时间都坐着的办公族，建议准妈妈不管什么时候，只要是坐下，就一定注意向前倾斜着坐，让膝盖低于臀部，这会有助于胎宝宝的背部转向准妈妈的前面并向下移动。

孕晚期为何总感觉心慌气短

在妊娠过程中，为了适应胎宝宝的生长发育，准妈妈的循环系统发生了一系列变化，所以会感觉心慌气短。

妊娠晚期，准妈妈全身的血容量比未孕时增加40%~50%，心率每分钟增加10~15次，心脏的排出量增加了25%~30%，也就是说心脏的工作量比未孕时明显加大。另外，妊娠晚期由于子宫体增大，使膈肌上升推挤心脏向左上方移位，再加上准妈妈体重的增加，新陈代谢的旺盛，更加加重了心脏的负担，机体必须增加心率及心搏量来完成超额的工作。可通过加深、加快呼吸来增加肺的通气量，以获取更多的氧气和排出更多的二氧化碳。正常的心脏有一定的储备力，可以胜任所增加的负担。

因此，准妈妈一旦发生心慌气短，不必惊慌，休息一会儿即可缓解，也可侧卧静睡一会儿，注意不要仰卧，以防发生仰卧位低血压综合征。

尿失禁产后可以恢复吗

怀孕之后随着胎宝宝逐渐变大，到后期更可能出现恼人的尿失禁现象。专家指出，准妈妈的腹压很大，若有胎位不正，胎宝宝的脚踢到膀胱，也可能引发不适，可使用托腹带改善。专家指出，子宫变大会压迫膀胱，且怀孕后尿道的角度产生改变，再加上怀孕导致本身重量逐渐增加，因此尿失禁的状况很常见。建议小便的时候往前倾，有助于将尿液排干净。若孕期体重过重的话也容易尿失禁，因此体重管控很重要。至于产后这种状况不一定能完全恢复，不过可做凯格尔运动训练骨盆肌底力量。若状况严重可前往妇产科门诊作骨盆底肌肉刺激，完成疗程后，通常可获得良好的改善。

怎样布置完美宝宝房

本月准妈妈就可以布置好宝宝房来迎接宝宝了，不过准妈妈在布置宝宝房时要注意以下事项：

＊居室环境

宝宝居室应选择向阳、通风、清洁、安静的房间。新生儿体温调节中枢尚未发育成熟，体温变化易受外界环境的影响，故选择能使新生儿保持正常体温，又耗氧代谢最低的环境很重要。宝宝居室的室温在18℃~22℃之间，湿度在50%~60%为佳。

＊室内湿度要适宜

过于干燥的空气使宝宝呼吸道黏膜变干，抵抗力低下，也可发生上呼吸道感染，故需注意保持室内一定湿度。如有空气加湿器更好，也可在冬季时往暖气片上放些干净的湿布，夏季时地面上洒些清水。

＊居室的装修布置

宝宝居室的装修、装饰，要简洁、明快，可吊挂一个鲜艳的大彩球及一幅大挂图，以刺激宝宝的视觉，为他以后的认物打基础，但不要将居室搞得杂乱无章，使宝宝的眼睛产生疲劳。不能让宝宝住在刚粉刷或刚油漆过的房间里，以免中毒。

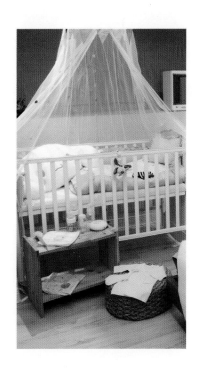

疾病防护，安心孕产

本月产检注意事项

此次产前检查除了常规地完成前几次检查的项目外，医生会建议准妈妈开始着手进行分娩前的准备工作。

分娩前的准备工作包括以下几点：

1 首先作好分娩前的心理准备。常言道："十月怀胎，一朝分娩。"分娩是妊娠生理过程的必然结果。因此，准妈妈要以轻松的、顺其自然的心理状态，有准备地迎接分娩。

2 要作好分娩前的知识准备。克服对分娩的恐惧心理，一个最好的办法是让准妈妈自己了解分娩的全过程以及可能出现的各种情况，对准妈妈进行分娩前的有关训练。

3 作好分娩地点的选择及物品准备。尽量去医疗设施好、服务水平高的医院待产。如果在家中分娩，首先联系好接生医生，要准备好临时产房的照明及取暖设备，以及分娩所需要的各种物质准备等。

阴道分泌物涂片检查

检查的具体方法是将阴道分泌物涂片放在显微镜下检查，以确定有无滴虫性阴道炎和霉菌性阴道炎。

在显微镜下可以清楚地看到游动的滴虫和霉菌的菌丝。

1 该项目正常的检查结果显示为：阴道清洁度 I 级、滴虫和霉菌都未见。

2 II级的阴道清洁度并不表示已经患病，而是不洁分泌物较多，容易引起患病，应该引起警觉，注意阴道清洁。

3 "霉菌阳性"表示在显微镜下可见霉菌，可以确诊

患者得了霉菌性阴道炎。这是女性常见的妇科炎症，约60%的女性一生中至少会得一次霉菌性阴道炎。

如准妈妈在此检查中发现异常，医生会根据情况决定是及时治疗，还是在分娩时采取剖宫产，以免感染新生宝宝。

专家指导

霉菌性阴道炎常见症状：外阴瘙痒、灼痛，严重时坐卧不安，异常痛苦，还可伴有尿频和尿痛。

滴虫性阴道炎常见症状：白带增多，呈黄绿色或灰黄色，有臭味，外阴瘙痒、灼热、疼痛。

科学胎教，贵在坚持

贵在坚持，胎教需要持续进行

准妈妈在孕晚期也要坚持将胎教进行到底。

怀孕晚期，准妈妈的动作常常会有些笨拙，而且行动起来也不方便。许多准妈妈因此而放弃孕晚期的胎教训练，这样不仅影响前期训练对胎宝宝的效果，而且影响准妈妈的身体与生产准备。

所以，准妈妈在孕晚期最好不要轻易放弃自己的运动以及对胎宝宝的胎教训练。适当的运动可以给胎宝宝躯体和前庭感觉系统自然的刺激，可以促进胎宝宝的运动平衡功能。为了巩固胎宝宝在孕早期、孕中期对各种刺激已形成的条件反射，孕晚期准妈妈更应坚持各项胎教内容。

定时给胎宝宝念故事

本月是实施语言胎教的最佳时机，准妈妈可每天定时给胎宝宝念故事。

胎宝宝在8个月大的时候，胎脑就可以捕捉到外界的信息，所以胎宝宝是有记忆的。如果准妈妈定时念故事给腹中的胎宝宝听，可以让胎宝宝有一种安全与温暖的感觉，准妈妈若一直反复念同一则故事给胎宝宝听，会令其神经系统变得对语言的刺激更加敏锐。

准妈妈可以选一则认为读来非常有意思、能够感到身心愉悦的儿童故事、童谣、童诗，将作品中的人、事、物详细、清楚地描述出来，例如，太阳的颜色、家的形状、主人公穿的衣服，等等，让胎宝宝融入到故事描绘的世界中。故事要避免过于暴力的主题和太过激情、悲伤的内容。选定故事内容之后，设定每天的说故事时间，最好是准爸爸、准妈妈两个人每天各念一次给胎宝宝听，借说故事的机会与胎宝宝沟通、互动。

专家指导

在念故事的时候要注意以下几点技巧：

准妈妈给胎宝宝念故事时要保持平静的心境，并保持注意力的集中。

在念故事前，准妈妈最好先将故事的内容在脑海中形成影像，以便比较生动地传达给胎宝宝。

如果没有太多的时间，准妈妈至少也要选择一页图画仔细地告诉胎宝宝。

成功克服生产恐惧

产前篇

＊留意产前3大征兆

生产的3个主要征兆为阵痛、落红、破水，不过每个人发生的顺序不一定，也不一定3个产兆都会发生。若为经产妇，出现任一种产兆，都最好去医院检查，否则随时有生产的可能，切莫大意。专家针对这3种产兆作出正确的说明如下：

阵痛（真阵痛与假阵痛）

时间	真阵痛	假阵痛
形态	生产时才会开始	产前3～4周开始
强度	规则	不规则
频率	越来越强、密集，不会因为休息或改变姿势而停止	间隔不一定，也不会越来越强，改变姿势可获得舒缓
位置	从背到子宫顶痛	局部（下腹）疼痛

阵痛的感觉也是因人而异，若为经产妇，则可能阵痛感觉不明显，但是子宫颈已有明显扩张。

落红——因为子宫颈变薄、张开，黏液塞质掉落，微血管张开，伴随血丝黏液流出，带有点粉红色。

破水——没有特别的征兆，水状液体从阴道不自主流出，量不一定。但若有破水最好即刻去医院待产，否则会有感染的问题，也担心子宫颈松开胎宝宝突然出生，以及有脐带脱垂的危险。

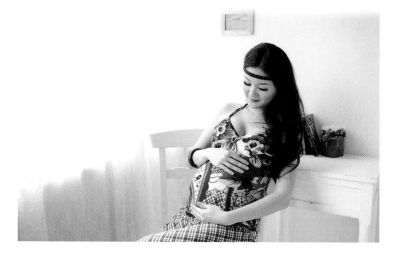

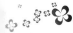

*5多要诀请记牢 作好准备免担忧

有时生理会影响心理，心理的压力其实也会影响生理，就如同失眠状况可能是过于焦虑引起的。不过准妈妈也别太过紧张，多作一些准备，即可降低紧张感：

1 多参与妈妈教室，学习正确知识，还可与其他准妈妈交流。

2 多阅读怀孕、生产的相关书籍和杂志，做好功课，降低忧虑。

3 多与产检专家沟通，定期产检，了解目前胎宝宝的状况，以及询问疑虑。

4 多去了解医院环境，接近生产时去产房走动一下，了解动态。

5 多做生产前的准备工作，像是交通、陪同人员的电话、妈妈生产包物品。

当然在这之前选对一位可信任的医生，多与医生讨论，家人也要多关心、陪伴，这样准妈妈才可安心度过孕期，平安生下宝宝。

*拉梅兹呼吸法 帮助舒压放松

拉梅兹呼吸法源于1952年，是一种心灵预防方法。让准妈妈在生产前作好身心准备，多看书籍多询问，对生产有正确的认识与态度，等到怀孕7个月后开始接受呼吸技巧训练，且持之以恒地练习，应用在生产过程中，重点是准爸爸一起加入，让夫妻双方都能拥有愉快的生产经验。拉梅兹法学习除必须对生产有清楚的认知、了解外，身体的锻炼、神经肌肉的控制、帮助生产的放松法以及特殊的呼吸法等技巧，都需要产前充分的准备与演练。因为担心太早练习会失去耐心，因此建议在怀孕7~8个月时，夫妇一起参与课程学习班最为恰当。学习过后准爸爸可以担任准妈妈的教练角色，持续几周的演练，让夫妻变成生命共同体，待产与分娩过程中相互配合，达到协同的作用，共同为宝宝出生尽最大的努力。对生产过程整体而言，最大的好处就是可放松身体，通过深呼吸让肌肉放松，

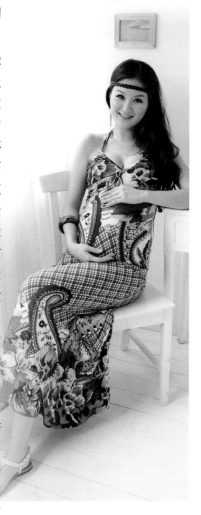

减少对子宫的压迫与体力的消耗，并可缓和、减少紧张所带来的惧怕与痛苦，同时头脑可以更清醒地用特殊的呼吸去反应收缩。

*肌肉拉扯作用引发产痛

每个准妈妈想到要生产，最大的疑虑就是到底有多痛，大概会痛多久？这也是许多人惧怕生产的原因，担心自己无法承受那种疼痛感。至于为什么会引起这种强烈的痛感，有以下两种因素：

1 子宫收缩引发。由于子宫收缩时会缺血，造成子宫肌肉细胞缺氧，因此当血流灌注量减少给肌肉时，自然会引发疼痛。

2 子宫颈被撑开、变薄也会引发疼痛。这是因为拉扯作用，使得韧带牵扯，再加上宝宝的压迫，更可能引起外阴部疼痛、腰酸。

至于每个人的产程多久并无法套公式说明，若想舒缓生产的疼痛，务必记得配合呼吸，分散产痛的注意力，把心思转移、放松，此时准爸爸的陪伴也非常重要。

*42周过期妊娠 必要时催生

基本上如果超过预产期2周，就是42周时，就算是过期妊娠。过期妊娠的发生率为3%~14%，不过每个人的月经周期不一定，也有可能记错最后一次月经来的日期，因此正确的预产期仍要用超声波在怀孕初期观察确认更为准确。有时候超过预产期一点，准妈妈承受的心理压力其实比生理压力更大，身边的亲朋好友都会不断询问何时要生产，反而增加了准妈妈的压力。因此听从医生建议，寻求正确的解决方法才是正途，太过紧张无济于事。

面对过期妊娠的处理方式，大致有催生和剖宫产两种。41周若还没生，必须装上胎心音监视器观察胎宝宝的心跳变化。如果子宫颈成熟度不错，那么准妈妈可先试试看催生。催生是否可行也必须评估多方因素，催生时机必须评估准妈妈和胎宝宝的状况，如果胎宝宝过大可能会造成生产困难，或者胎宝宝的头很大，则容易造成难产现象。再者就是

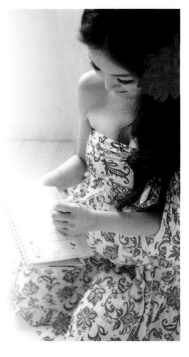

准妈妈本身若属于高危险妊娠族群，像是先兆子痫、糖尿病（巨婴）等，则须经评估后尽快催生甚至考虑剖宫生产。还有就是准妈妈本身生理上没有问题，但觉得胎动减少、胎心音表现不稳定、胎宝宝生理评估差，则须尽快剖宫处理。如果想要避免过期妊娠，准妈妈过了36周后必须要多运动、走路、爬楼梯，并不要吃太多高热量的食物，否则可能造成胎宝宝过大，反而不利于生产。

*4大麻醉方式介绍

产痛虽然很痛，不过由于医疗的进步，目前已经有许多生产减痛的麻醉法。如以生产麻醉来说，虽然麻醉效果因人而异，也只是在使用剂量上的差异，大致而言麻醉效果都很好，可以明显地减轻疼痛感，选择适当的麻醉方式是非常重要的。基本上麻醉的方式分为以下4种，医学专家作出以下说明：

1 硬膜外麻醉：就是所谓的无痛分娩，只麻醉感觉神经，最常使用于自然产中。医学专家表示，无痛分娩大多使用于第一产程加速期时效果最好，避免造成产程迟滞。若在极度疼痛的状况下才想无痛分娩的话，准妈妈会显得很躁动，反而不好，且药量是慢慢地加。而无痛分娩的打法也类似半身麻醉，打的时候准妈妈先侧身，将身体曲起来像虾子一样，两手抱着膝盖，头弯下来，接着麻醉专家操作硬膜外穿刺，置放一根极细的管子到脊椎骨旁的硬脊膜腔外，再将麻醉药品注入达到减轻产痛的效果，10～15分钟会发挥作用，

这都由麻醉专家执行。这类的麻醉最大好处就是让准妈妈不会有疼痛感，但是因为要自然产，所以要将子宫收缩的感觉保留，孕妈妈的脚能动、肚子还能够用力。准妈妈可以试想一种感觉，就是当吃下晕船药后，可以感觉海浪的波动，却不会觉得晕。由于背脊硬膜外保留着导管，可以持续滴注药量，但因为每个人对麻醉的适应性不同，且疼痛的感觉是主观的，因此必须观察准妈妈的反应，调整每小时滴注剂量。

2 半身脊椎麻醉：专家表示，与硬膜外麻醉不同的是，半身脊椎麻醉作用非常快，通常打下1~2分钟内即会发挥作用，因此医生不用等。专家也说明，这种半身的脊椎麻醉打下后，因为连运动神经都被麻痹，无法使力，因此下半身的活动功能也会暂时失去，适用于剖宫产，不过剖宫产也可采取硬膜外麻醉。

3 局部麻醉：有些采取自然产的准妈妈，医生会在会阴处剪开2～3厘米帮助生产，避免产生撕裂伤。医学专家表示，局部麻醉是打入皮下，

因为外阴部比较敏感，因此局部麻醉可用于阴道伤口缝合，降低疼痛。

4 镇静麻醉：由点滴或者肌内注射，效果约持续半小时，是一种全身性的麻醉。不过专家表示，这种麻醉方式通常很少使用在生产过程中，因为胎宝宝也会经过胎盘接触麻醉药，可能会影响宝宝出生后的活动力，有高比例的宝宝出生后评估在呼吸以及肌肉张力方面表现不佳。因此镇静麻醉较常使用于人工流产手术，这种药剂不一定会让病人完全失去意识，甚至会有一点感觉，但可让病人不感觉躁动。

事实上面对麻醉的效果也是因人而异，而且每个人对麻醉的适用性也无法预测，必须等到准妈妈接受麻醉之后才能评估。通常若采取硬膜外或者半身脊椎麻醉，不会受到平时用药习惯影响，因为没有经过肝脏。但若是全身麻醉则可能与准妈妈平时是否有用药、喝酒等习惯有关联。无论如何，在剖宫产之前，准妈妈最好告知一下医生自己平时的特殊用药习惯，以确保安全。

怀孕第 *10* 月

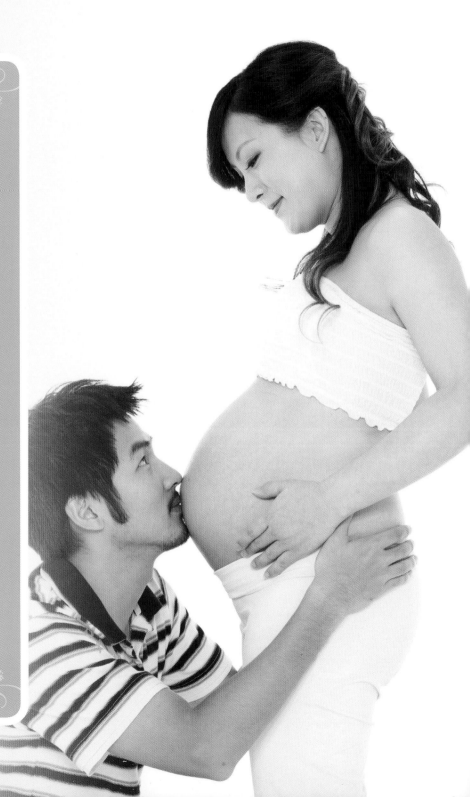

饮食营养，全面均衡

准妈妈临产前应该怎么吃

准妈妈在临产前应该吃高蛋白、半流质、新鲜而且味美的食品。

临产前，准妈妈一般心情比较紧张，不想吃东西，或吃得不多，所以，在饮食上准妈妈要注意以下几点：

1 要求食品的营养价值高和热量高，这类食品很多，常见的有：鸡蛋、牛奶、瘦肉、鱼虾和大豆制品等。

2 要求食物应少而精，防止胃肠道充盈过度或胀气，以便顺利分娩。

3 分娩过程中消耗水分较多，因此，临产前应吃含水分较多的半流质软食，如面条、大米粥等。

4 为满足准妈妈对热量的需要，临产前如能吃一些巧克力(不宜过多)很有裨益。因为巧克力含脂肪和糖丰富，产热量高，尤其对于那些吃不下食物的准妈妈更为适宜。

专家指导

有些民间的习惯是在临产前让准妈妈吃白糖(或红糖)卧鸡蛋或吃碗肉丝面、鸡蛋羹等，这些都是临产前较为适宜的饮食。但是一定要注意，临产前不宜吃油腻过大的油煎、油炸食品。

自然分娩前吃什么能养足体力

生产是件很耗体力的事情，因此，越接近生产预定日，准妈妈越要掌握均衡且规律的饮食。注意，越接近生产，胎宝宝的头会越往骨盆下去，准妈妈的食欲会逐渐恢复。这会儿准妈妈可不要再毫无顾忌地吃喝，要控制自己的饮食，少吃脂肪、盐分含量高的食物。

如果无高危妊娠因素，准备自然分娩的话，建议准妈妈在分娩前准备些易消化吸收、少渣、可口味鲜的食物，如面条鸡蛋汤、面条排骨汤、牛奶、酸奶、巧克力等食物，吃饱吃好，为分娩准备足够的能量。否则吃不好、睡不好，紧张焦虑，容易导致疲劳，可能引起宫缩乏力、难产、产后出血等危险情况。

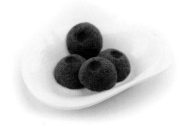

准妈妈可以吃黄芪炖鸡吗

准妈妈不宜吃黄芪炖鸡，否则容易引起难产。

黄芪是人们较为熟悉的补益肺脾之气的中药，鸡的营养价值也很高。两者合用炖食，其补养身体的效果更强。这也是一些准妈妈喜欢吃黄芪炖鸡的原因所在。

但是，妇产医生观察到，一些准妈妈尤其是临产前的准妈妈，由于吃了黄芪炖鸡，不少人引起过期妊娠，或因胎宝宝过大而造成难产，结果只好做会阴侧切、产钳助产，甚至于不得不剖宫分娩，给准妈妈带来痛苦，同时也增加了胎宝宝损伤的概率。

这是因为，黄芪炖鸡有益气、升提、固涩的作用，干扰了妊娠晚期胎宝宝正常下降的生理规律，再加之黄芪有助气壮筋骨、长肉补血的功能，加上母鸡本身是高蛋白食品，两者起滋补协同作用，使胎宝宝骨肉发育长势过猛，造成难产。还有，黄芪有利尿作用，通过利尿，羊水相对减少，以致延长产程。

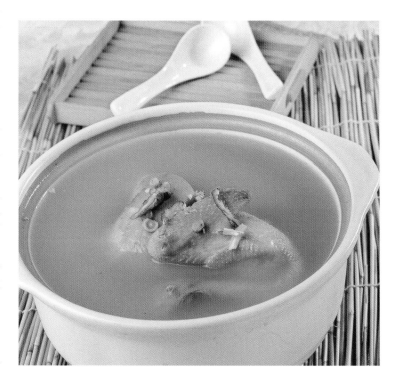

专家指导

临产前的一周应禁吃人参、黄芪等补物。人参、黄芪属温热性质的中药，自然产前单独服用人参或黄芪，会因为补气提升的效果而造成产程迟滞甚至阵痛暂停的现象。

胎宝宝脐带绕颈怎么办

脐带绕颈的发生率比较高，如脐带绕颈松弛，准妈妈可不必担心，但如果脐带绕颈过紧就会危及胎宝宝。

脐带绕颈与脐带长度及胎动有关，如胎宝宝较多地自动回转或外倒转术，都可能导致脐带绕颈。脐带绕颈松弛，不影响脐带血循环，不会危及胎宝宝，不必过于担心。

但如果脐带绕颈过紧可使脐血管受压，致血循环受阻或胎宝宝颈静脉受压，使胎宝宝脑组织缺血、缺氧，造成宫内窘迫甚至死胎、死产或新生儿窒息。这种现象多发生于分娩期，如同时伴有脐带过短或相对过短，往往在产程中影响先露下降，导致产程延长，加重胎宝宝缺氧，危及胎宝宝。要照顾好脐带绕颈的胎宝宝，建议准妈妈：

1 坚持数胎动，胎动过多或过少时，应及时去医院检查。

2 坚持作好产前检查，及时发现并处理胎宝宝可能出现的危险状况。

3 通过胎心监测和超声检查等间接方法，判断脐带的情况。

4 要注意的就是减少震动，保持睡眠左侧位。

脐带脱垂有什么危害

脐带脱垂对胎宝宝生命的威胁很大，胎宝宝可在短时间内因脐带受压、血流受阻，发生窘迫甚至死亡。

因脐静脉较脐动脉更易受压，使血容量不足而心率加快，因缺氧产生呼吸性和代谢性酸中毒，使胎宝宝胎心率过缓而死亡。脐带脱出阴道受寒冷和操作刺激，加重脐血管的收缩和痉挛，加重缺氧，使胎宝宝死亡。

对准妈妈也会带来不利影响。因要加速娩出胎宝宝，所以剖宫产、产钳等手术率明显增多，这样母体操作率也相应增加，同时，感染概率增多。

一旦发生脐带脱垂，应立即处理，以最快的方法使胎宝宝娩出，让胎宝宝尽快脱离险境，以保证胎宝宝的安全。

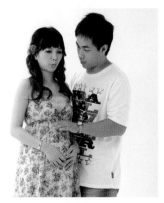

怎样判断异常宫缩

准妈妈在怀孕期间会有一些异常宫缩，面对这种情况不要慌张，应仔细辨别，采取相应的措施。以下是常见的三种异常宫缩，准妈妈要学会判断：

＊频繁宫缩

一般计算宫缩时，如果每小时宫缩次数在10次左右就属于比较频繁的，应及时去医院，在医生指导下服用一些抑制宫缩的药物，以预防早产的发生。

＊假性阵痛

到了怀孕最后期，宫缩变得频繁，甚至10~20分钟就收缩一次，部分还呈现规律性，有时伴有阵痛，令准妈妈感到很不舒服。这时候的宫缩，很难与进入待产的真正阵痛区分，必须到医院检查、进一步观察。

＊早产宫缩

当准妈妈发生早产时，子宫收缩压力增加，准妈妈不但下腹部酸痛，还会痛到腹股沟甚至有持续性下背酸痛，严重的还会伴随阴道分泌物增加及阴道出血。而当有不正常的分泌物或出血情况时，就要尽快就诊，预防早产。

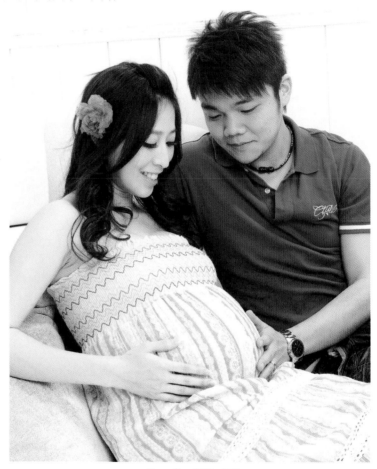

专家指导

当真性阵痛来临时，准妈妈最好先平躺，并用手表或时钟测量阵痛的间隔时间，一旦发现阵痛为6分钟或8分钟一次时，就应准备前往医院待产。

本月每周一次产检

从本月开始，准妈妈每周要作一次胎心监护，以作为医生了解胎动、宫缩时胎心反应的依据，同时可以推测出宫内胎宝宝有无缺氧。

确认胎位是临产前很重要的一项检查，医生会告诉准妈妈胎宝宝是头位(头先露)、臀位(臀先露)，或属于其他异常胎位。这是确定准妈妈自然分娩还是手术助产的重要依据。临产前，准妈妈还要作一次全面的检查，了解有关生产的知识，为宝宝顺利来到人间作好铺垫。

此外，准妈妈对胎动异常要特别警觉。一般从怀孕第28周开始数胎动，直至分娩。正常状态下，12小时胎动应在20次以上。假如少于这个数目，或晚上1小时的胎动数少于3次，表明胎宝宝可能会有情况；12小时胎动数少于10次，或晚上1小时内无胎动，表明胎宝宝在子宫内有可能缺氧。在最初感觉缺氧时，胎宝宝会在准妈妈子宫里拼命挣扎，胎动数剧烈上升，随着缺氧的继续，胎宝宝活动强度明显变得越来越弱，数量越来越少。这些都是危险的信号，无论出现哪种症状，准妈妈都应立即去医院检查。

特殊产检：超声波检查

在妊娠的前半期，利用B型超声波检查可以诊断妊娠、死胎、葡萄胎、异位妊娠、妊娠合并肿瘤、子宫畸形、脑积水、无脑儿等胎宝宝畸形，这些诊断均应在膀胱充盈时进行。

妊娠后半期，利用B型超声波检查可以诊断胎位、双胎或多胎、羊水过多或过少、胎宝宝畸形、胎宝宝性别、胎盘定位，以明确妊娠晚期出血的原因，胎宝宝头径线测量，胎宝宝宫内情况，预测胎宝宝成熟度——通过胎盘分级、羊水量多少、胎宝宝双顶径等来判断胎宝宝成熟度和预测胎龄。

B型超声波检查，毕竟是利用超声波穿过人体组织时的声学反映，那些一味想了解胎宝宝性别而反复作B型超声波检查的做法是不可取的。

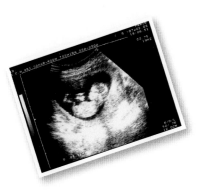

科学胎教，贵在坚持

借助胎教消除对分娩的恐惧

即将临产，准妈妈对于分娩的恐惧，也会对胎宝宝的情绪带来较大的刺激。准妈妈应该借助胎教消除对分娩的恐惧。

准妈妈一定要振奋精神，全身心地完成胎教课堂的最后部分。

＊稳定情绪

准妈妈对于分娩的恐惧，也会对胎宝宝的情绪带来较大的刺激。在分娩过程中，母体产道产生的阻力和子宫收缩帮助胎宝宝前进的动力相互作用，会给准妈妈带来一些不适，这是十分自然的现象，不用害怕、紧张。准妈妈的承受能力、勇敢心理，也会传递给胎宝宝。

＊胎教时注意姿势

妊娠第10月的时候，准妈妈随时都可能临盆，子宫也越来越大，所以进行胎教时，不要长时间躺着，以免增大的子宫压迫下腔静脉，导致胎宝宝缺氧。最好半卧在沙发或躺椅上。

＊多和胎宝宝说话

这个时期，准妈妈可以对胎宝宝说："我的宝宝，妈妈好盼望这一天。宝宝一定很想和妈妈见面了，是吗？""爸爸妈妈为了迎接宝宝的到来，已经等了10个月。"充满爱的交流可以促进母子、父子之间情感的建立和心灵的沟通。

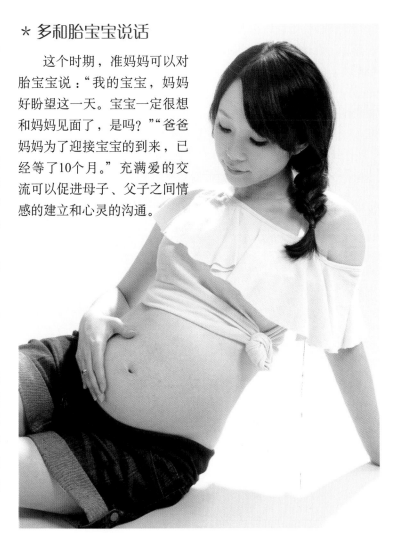

怎样作好分娩前的心理准备

计划自然分娩的准妈妈需要在分娩前作好心理准备，消除一切不必要的担心，以顺利度过分娩。

准妈妈可从以下四个方面来建立自己的分娩信心：

第一，信任自己的身体是顺利分娩最重要的因素。准妈妈要相信自己的身体能够应付自然分娩。很多准妈妈都会害怕自己无法熬过自然分娩的过程，其实那只不过是心理作用而已。准妈妈的骨盆通道天生就是为了生下胎宝宝而形成的构造，准妈妈应该对自己有信心。

第二，应与医生好好配合。在生产过程中，准妈妈看不到胎宝宝出生前后的具体情况，必须依赖医生的指导，才知道什么时候开始用力，什么时候应该稍作控制等。分娩开始后，子宫的阵阵收缩会使准妈妈感到腹部发紧、疼痛和腰部不适，这是分娩中必须经历的，准妈妈应遵从医生嘱咐，冷静对待，切不可大喊大叫、扭腰转侧，徒耗体力。

第三，准妈妈要懂得放松情绪与身体。生产过程非常顺利的准妈妈往往很懂得如何放松自己。那些极度缺乏安全感的准妈妈浑身没劲，不能放松身体，这也是生产过程延长的重要原因。

第四，有的准妈妈生产怕的不单是身体上的痛，还有生产时身体被暴露的羞辱感。其实，准妈妈千万不要因为觉得分娩姿势不雅而在身体条件允许的情况下放弃自然生产，选择剖宫产。因为真正在产床上维持分娩姿势的过程并不是很长，再说，还有什么能比生命诞生的过程更美好呢？分娩前，准妈妈要突破身体羞辱感的心结，因为心理上的恐惧会加剧身体的疼痛，而突破了这一心结，生育便没有什么可怕的了。

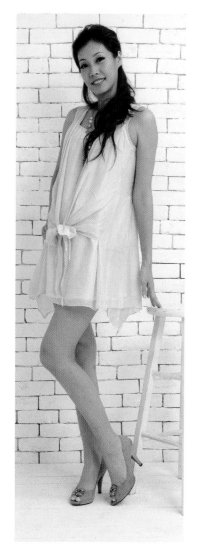

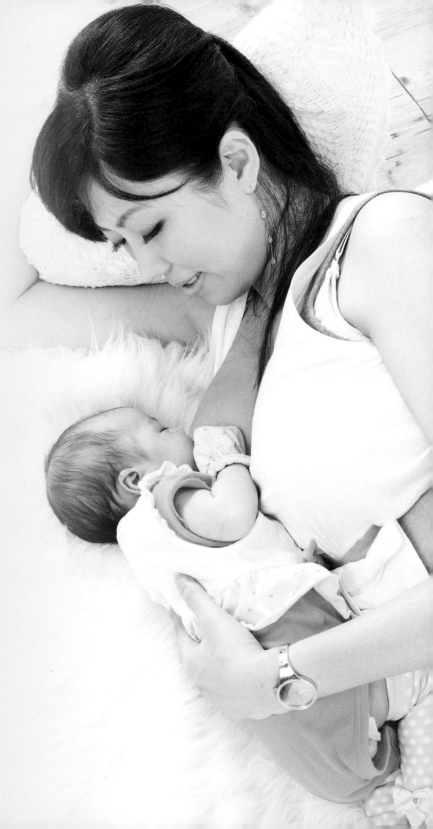

特别篇：产后篇

产后初期
建立奶水量的方法

　　担心自己的奶水不够，是让许多准妈妈改用瓶喂或添加配方奶，甚至最后停喂母乳最常见的原因。事实上，奶水的制造量和宝宝的需求有关，而每个宝宝的奶水需求量不一样，因此是无法规定多少奶量才足够。

　　原则上，只要宝宝在出生后的前几个月，每个月的体重增加超过500克，大便量多、不干硬，尿液清澈且量也多，精神活动力良好，不会经常烦躁不安，通常表示妈妈的奶水量是足够的。

让宝宝频繁且有效地吸出奶水

　　纯母乳的宝宝在前几个月的体重每个月至少增加500克就算正常。当然，让宝宝多吃一些增加体重，妈妈会更有信心继续哺乳。有什么好方法能让妈妈的奶水量尽快多起来，又能鼓励宝宝多吃一些呢？

　　有关研究显示，生产完的第一周是建立奶水量的关键时期。刺激乳房制造奶水最厉害的法宝就是宝宝的吸吮。宝宝的吸吮会刺激妈妈的身体释放泌乳激素与催产素，泌乳激素帮助制造奶水，催产素引起喷乳反射，让奶水流出来。因此宝宝愈频繁地吸吮，奶水制造愈多，宝宝愈容易喝到奶水。每次哺乳时从乳房移出的奶水量愈多，奶水制造的速度就愈快。因此产后初期让奶水增加最有效的方法就是让宝宝频繁且有效地吸出奶水。

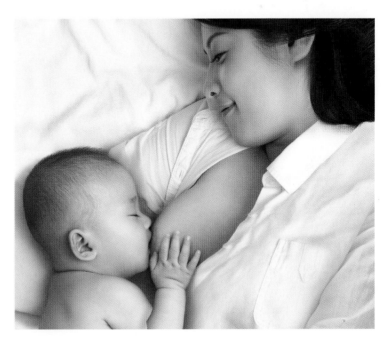

观察宝宝想吃奶的表情

为了达成这个目标，尽量让宝宝在出生后待在妈妈的身边，让准妈妈能随时观察宝宝想吃奶的表情，适时地哺乳。通常新生儿一天需要哺喂8～12次以上，夜间哺乳在这个阶段是常见且必要的。

宝宝想吃奶的饥饿表征：

- 嘴巴出现吸吮和伸吐舌头的动作
- 快速动眼
- 头转来转去或在大人胸前前后晃动
- 伸展手脚
- 有点小躁动

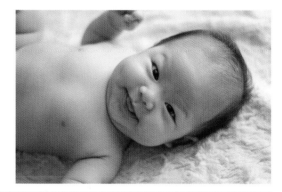

检查含乳和吸吮是否正确

有时宝宝因为妈妈在产程中使用止痛或麻醉药物的关系显得嗜睡，这时可以利用解开包巾或换尿布，或是将双手支托在宝宝的腋下，稳住他的头，将他抱直坐在准妈妈的大腿上，温柔地和他说话，轻轻地前后摇晃。当宝宝往前倾的时候很容易张开眼，试着让他和准妈妈的眼神交会，挤出些许奶水，逗弄宝宝的上唇和鼻尖，让宝宝清醒，诱他吃奶。新生儿阶段，最好不要超过4个小时不喂奶，避免发生低血糖，同时这个时期多喂奶，宝宝也比较不易得黄疸。

宝宝必须正确地含住乳房与吸吮才能将奶水有效地吸出来，乳房也才能制造奶水。如果准妈妈的乳头有破皮、伤口、疼痛，或是宝宝吸完奶后，乳房没有放松的感觉，都必须请专业的医护人员检查宝宝的含乳和吸吮是否正确。

为了增加奶水的排出，喂奶前准妈妈可以热敷、按摩乳房和乳头；喂奶时，当宝宝吸吮变得无力或停止时，模仿宝宝吸吮的频率，规律地施点力气按压乳房，特别是妈妈感觉有硬块的区域，让更多的奶水进入宝宝的口中，刺激宝宝更多地吸吮，帮助奶水移出。

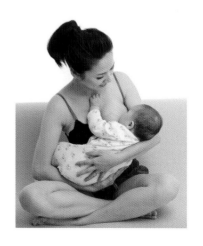

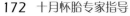
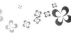

唤起宝宝的寻乳本能

如果宝宝的吸吮状况在产后前几天不是很理想，鼓励妈妈多抱抱宝宝，增加与宝宝的肌肤接触，唤起宝宝的寻乳本能。另外妈妈有空的时候，可以利用手挤乳的方式，挤出初乳。因为初乳的量少且质地较浓稠，这个阶段使用吸乳器的效果不如用手挤乳的好。在产后的头三天，利用手挤乳，频繁且有效地移出初乳可以刺激奶水的制造，建立奶量。

鼓励妈妈将一边的乳房喂到完全松软后再换边哺喂，产后初期，尽量两边轮流哺喂。待3~4个星期奶水建立后，因为每个妈妈的乳房奶水的容量不同，乳房储积容量较大的妈妈，宝宝可能一次吃一边就满足了，喂食间隔也较长；而乳房储积容量较小的妈妈，宝宝需要哺喂的次数会多一些，或是一次需要喂两边。根据研究，虽然两种哺喂方式不太一样，但是宝宝一整天得到的奶水量是差不多的。因此准妈妈不需要因为哺喂次数的多寡感到焦虑，只要确定喂完后的乳房是轻松的，挤挤乳房，奶水几乎是缓慢地滴的，确定宝宝吃到大部分的奶水就可以了。

由于每个妈妈的乳房储积容量的差异很大，通常准妈妈自己两边的乳房储积容量也不同，宝宝偏好的那侧乳房奶水较多，上班挤乳的妈妈无须与其他妈妈比较挤出的奶水量来让自己焦虑。

另外准妈妈必须了解，宝宝才是决定奶水量需要多少的主角。研究指出，母乳喂养宝宝具有自我调节进食的能力，也就是说，宝宝每餐的胃口大小不一，强迫不来，每餐的喝奶量甚至可以差到3倍，加上每个宝宝的消化和胃排空的能力不同，喂食间隔自然不同。

制造质量好与足够的奶水

压力、焦虑与疲倦会抑制喷乳反射，让奶水比较不容易流出来。轻柔的音乐、冥想、按摩、泡个澡，多抱抱宝宝，让准妈妈放轻松，开心地笑，有助于奶水的分泌与流出。家人协助分担家事，给准妈妈鼓励与赞美，避免批评与质疑，更是最重要的支持。准妈妈只要均衡饮食，遵循饿了就吃、渴了就喝的原则，就能制造质量好与足量的奶水。

产后的第一个星期是建立奶水量的关键时期，确定宝宝正确地含乳与吸吮，尽量让奶水从乳房出来，频繁地哺乳，就能够建立足够的奶水量。月子里虽然辛苦，但是奶量一旦建立起来，宝宝容易饱足，生活就会轻松规律许多。有时妈妈真的很累，就让妈妈好好地小睡一下，会有意想不到的效果。产后初期，谢绝外界一切的干扰，让妈妈和宝宝在床上好好度个宝宝蜜月(Baby moon)，奶水自然源源不绝！

月子食补分阶段

为何要坐月子

在怀孕期间，体内激素改变，整个身体结构出现很大的变化。为了给胎宝宝空间，脏器受到挤压、移位，且生产时的大量出血，造成产妇气血虚弱、身体虚寒，因此产后需要适当休息，补足元气，调理整个生理机能。医学专家指出，坐月子长度为一个月至一个半月，可依照每个人的身体状况去作调整。产后一个月是黄金时期，若有充分休息、均衡饮食、补充流失的营养，除了可让身体恢复正常机能之外，还可增强免疫力，另外子宫也能较快复原。

如何均衡摄取营养

准妈妈生产完后，铁质、钙质等身体必需营养成分大量流失，且气虚体弱，这时更需摄取均衡营养来补充体力及养分。每日应摄取的六大类食物分量，其中以全谷根茎类占一天中的饮食最大，第二大类是豆鱼肉蛋类和蔬菜类，第三类是水果类，接着是低脂乳品类，油脂与坚果种子类则占最少比例。专家表示，产后哺乳的妈妈除了每日依照食物分量均衡摄取之外，可比一般人多增加500大卡补充营养，因为哺乳会很耗体力、热量。建议富含高蛋白质类食物(豆鱼肉蛋类)可多摄取，这类食物能让奶水质量变得更好，另外还要多补充水分(喝煲汤、补品等)，增加母奶量。

✳ 每日均衡饮食六大类分量

全谷根茎类	1.5 ～ 4 碗（煮熟后为饭碗 5 ～ 8 分满）
蔬菜类	3 ～ 5 碟
水果类	2 ～ 4 份（一份约一个拳头大）
豆鱼肉蛋类	3 ～ 8 份（一份为一两肉，约一个手掌大）
低脂乳品类	1.5 ～ 2 杯（一杯 240 毫升）
油脂与坚果种子类	油脂 3 ～ 7 茶匙（一茶匙为 5 克）
	坚果种子类一份（约一汤匙的量）

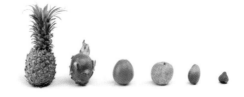

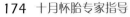

生产后的6个月内是钙质补充的黄金期，宜多吃高钙类食物，像是小鱼干、黄豆制品、牛奶、黑芝麻、牡蛎等。把握这段时期补充钙质，以防日后骨质流失、罹患骨质疏松症。

专家建议，若坐月子期间进食后容易腹胀，或进食量少，可采取少量多餐方式，在餐与餐之间加入小点心，如小米粥、红豆汤、紫米汤等，增加饮食次数可帮助肠胃蠕动。

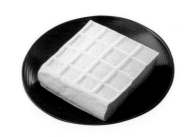

专家指导

喂宝宝母乳之前的半个小时，妈妈先喝鸡汤能增加母乳中的免疫球蛋白，增强宝宝的抵抗力。不过专家提醒大家，市面上有些产品的钠含量太高，不适合经常饮用。

食补分阶段

产后食补可分为两个阶段，第一阶段为产后1~2周，第二阶段为产后3~4周。前2周主要针对促进子宫收缩、排恶露以及促进伤口愈合等疗效食材，以比较温和的药材及食材为主要考虑，药材像杜仲、当归、枸杞子、黄芪等，食材像是猪肝、猪腰、猪蹄炖花生、菠菜猪肝汤、青木瓜炖牛肉等，可以补气活血、补腰补肾、促进发乳。另外在坐月子期间，大家很熟知的补食——麻油鸡，能帮助产妇子宫收缩、排除恶露，不过因产后伤口未复原，刚生产完不太适合马上食用，生产完7天后（第2周）再食用。后两周则是针对增强体力、强筋健骨、补气补血、恢复产前体能状态等的食疗，可用较补的食材去作搭配，像是四物汤、十全大补汤等。

＊ 黄金时期疗养

产后第1周：养血、和血，清除恶露
产后第2周：养血、健脾，增益泌乳
产后第3周：健脾、益血，滋养进补
产后第4周：健脾、补血，大益气血

坐月子建议食膳

通草炖猪蹄汤

材料：猪蹄 1100 克，红枣 30 克，党参 60 克，通草 12 克，当归 12 克，黄芪 60 克，水 3 升。

做法：

1 猪蹄烫过去血水，备用。

2 红枣洗后拍平。

3 药材略洗过，与猪蹄、红枣放入压力锅中。

4 沸腾后关小火再加热20分钟即可。

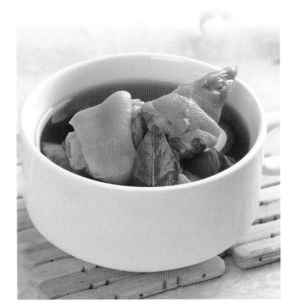

杜仲猪肝汤

材料：杜仲 3 克，当归 1 克，红枣 5 个，猪肝和水适量。

做法：

先将药材、红枣以中火煮沸，再将猪肝放入烫熟即可。

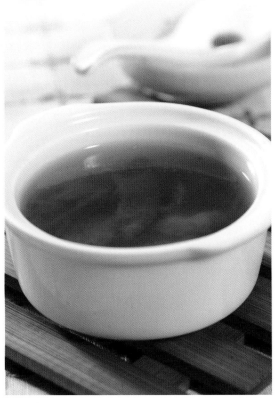

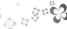

十全炖乌鸡

材料：乌骨鸡 800 克，十全药材 1 包（请中药房配好），水 3 升。

做法：

1 乌骨鸡切小块，氽烫备用。

2 十全药材放入压力锅煮至沸腾，转小火煮20分钟。

3 打开压力锅加入乌骨鸡再煮20分钟(不盖盖子)即可。

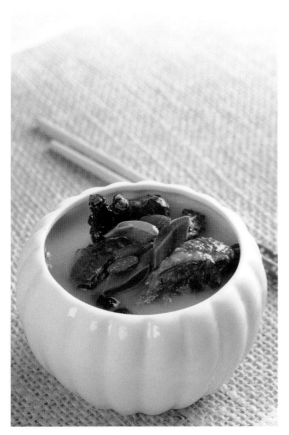

麻油鸡汤

材料：鸡腿 1 只，老姜片 1/2 碗，黑麻油 5 大匙，米酒 4 碗，细砂糖少许。

做法：

1 鸡腿洗净后剁块，用滚水氽烫过，除血水后冲净。

2 先用油将姜片爆香，再放入鸡块拌炒至表皮呈焦状。

3 加入米酒、细砂糖水，小火焖煮30分钟，再淋上黑麻油即可。

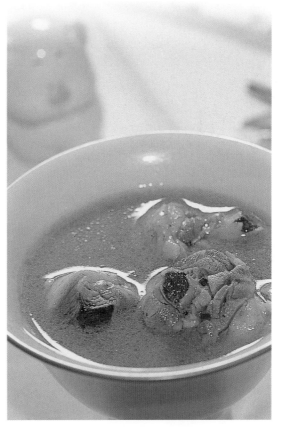

产后瑜伽健康又塑身

产后为了宝宝的健康成长，妈妈更需要好好保养身体。现在很多妈妈都是职业妈妈，因此专家以健康为导向的概念，教妈妈怎么用健康的方式来达到目标。

而因为身体的脂肪比例会越来越高，加上老化的关系，如果现在不勤作保养、不勤加运动的话，老化的速度会更快。由于生完宝宝身体会流失掉许多养分，不勤于保养的话体重只会增加不会减少，因此，产后就是最关键的重新保养身体的时候。

产后塑身，独钟瑜伽

通常我们在运动时所训练到的都是浅层的肌肉群，而瑜伽有很多的扭转，可以延展身体的肌肉群。和一般运动不同的是，瑜伽能够帮助紧实身体的肌肉群，也能帮助塑造身形。

身体的肌肉是需要被雕塑的，产后瑜伽的概念在于用简单的动作和少量的时间就会有效果，因为它帮助身体延展到平常无法延展到的肌肉群，也对我们身体的代谢很有帮助。

平常要做20分钟以上平缓的运动才能够代谢到我们的脂肪，譬如说跑步可以消耗热量，可以训练浅层的肌力，但就是无法延展到深层的肌肉群。因此当延展到深层的肌肉群后，好处就是腰酸背痛减少了，身体的代谢和线条也会变好。

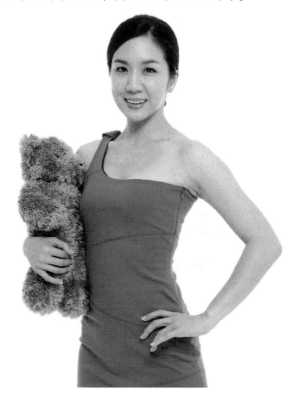

骨盆操的重要性

因为生完宝宝之后骨盆很容易错位，因此骨盆操最主要是帮助骨盆的归位。猫式就是属于骨盆操的一种，利用延展跟前后移动骨盆的原理，借以帮助两边骨盆的肌肉达到均衡。

妈妈生产后骨盆可能是外开、无法合起来的状况，很容易造成错位的现象。骨盆错位后两边肌肉就会变成不平均的状况，容易造成腰酸背痛。而骨盆就像肩膀一样，当骨盆不平均的时候，脊椎就容易歪。

因此产后做骨盆操就显得特别重要。骨盆操可以帮助肌肉两边平衡，肌肉有力量了就不容易错位。

此外，骨盆一旦错位就会出现很多毛病，譬如说骨盆腔里面的子宫、卵巢，因为我们的骨盆肌肉跟这些器官是环环相扣的，若骨盆肌肉不紧实或者骨盆是歪斜的状态，子宫、卵巢就会受到影响，不仅会影响到内分泌，也会影响到新陈代谢及身材，所以每天练习骨盆操对身体有着很大的帮助。

体雕瑜伽

针对产后的妈妈，专家设计了四种简单的瑜伽动作，分别为蝴蝶式、猫式、大敬拜式、桥式。这四种都是属于非常简单而且可以达到体雕效果的瑜伽，不只训练到深层的肌肉，也可以同时达到紧实的效果。此外，专家也建议了腹式呼吸法，帮助平衡自律神经。

＊蝴蝶式 打造你的结实臀部

因为产后的妈妈内侧肌和骨盆底肌肉通常都会比较松，所以这个动作最主要是训练内侧跟骨盆底肌肉群。当这些肌肉群紧实后，腹部跟臀部就会比较不容易下垂，不仅帮助训练深层的肌肉群，也打造结实的臀部。

步骤 1：盘腿，双手紧握脚踝。

步骤 2：吸气的时候，用内侧肌的力量把你的膝盖上提。

步骤 3：吐气，回到预备位。

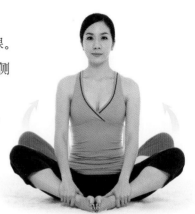

＊猫式　找回柔软身段

这是一个主要针对脊椎的柔软而设计的动作，特别适合在睡前做。

因为生育后的妈妈髋关节会容易处于错位的状况，加上怀孕时容易腰酸背痛，连带的骨盆旁的肌肉群也跟着一起紧张。通过猫式的瑜伽动作，可以放松并舒缓骨盆的肌肉群，并帮助复建脊椎和背部肌肉的柔软。

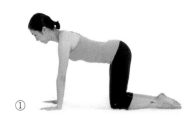 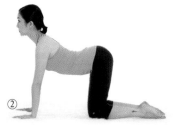 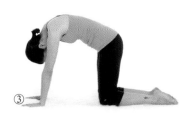

步骤 1：双手撑地，与肩同宽，手肘打直，手掌张开平贴地板。双膝跪地，与骨盆同宽。身体成"ㄇ"形，手臂、大腿与地板尽量保持垂直。吐气预备。

步骤 2：慢慢吸气，从尾椎骨开始，一节一节往前延伸（尾椎骨→下背→中背→上背→颈部→头部），延展脊椎。同时双手推地，让胸大肌群往前推出，头微微抬起，眼睛看正前方。

步骤 3：慢慢吐气，腹部往内收缩，背部拱起，头部往下放松，下巴靠近锁骨。

＊大敬拜式　防止下肢水肿就靠这招

由于生产后下半身的血液回流比较不佳，造成下肢有水肿的现象，而子宫也常常无法回归到原本的位置。大敬拜式可以防止并改善代谢不良及下肢水肿的现象，也能帮助子宫回归到原本的位置。

步骤 1：双手撑地，与肩同宽，手肘打直，手掌张开平贴地板。双膝跪地，与骨盆同宽。身体成"ㄇ"形，手臂、大腿与地板尽量保持垂直。吐气预备。

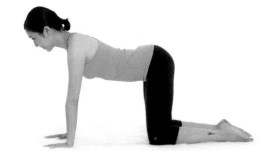

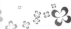

步骤 2：脚尖踮起，眼睛看正前方，吸气。

步骤 3：吐气，臀部往后推，双脚保持平行，膝盖伸直。上半身呈一直线，延展头部、颈部、肩膀、手臂及背部。脚后跟尽量踩地，拉长腿部肌肉。保持 5~10 次呼吸。

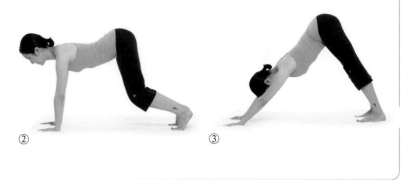

② ③

✳ 桥式 防骨盆松散，紧实下半身

　　由于不少妈妈生产过后最没有力气的就是骨盆，因此桥式主要是针对骨盆的训练，帮助骨盆变得较结实。

　　此外，有些人则是在生产后骨盆容易外开，而桥式中的动作，双脚必须保持平直的状态，所以通过桥式可以帮助加强并防治骨盆外开或松散的现象，也能够达到紧实下半身、大腿、臀部的效果。

双脚保持平行，不要外八也不要内八，膝盖不超过脚指头

头跟身体都要保持正的，不要歪斜，千万不要憋气

① 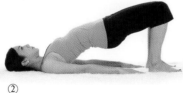 ② 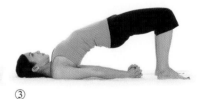 ③

步骤 1：身体平躺于地，双脚膝盖弯曲，与骨盆同宽。脚板平行贴在地板上，双手手心贴地，手指微微碰到后脚跟。

步骤 2：吸气，将臀部往上提起，直到背部完全离地。肩膀抵住地面，不可离地。头部保持在中间，不歪斜。

步骤 3：保持呼吸，再一次吸气时，将肩膀往脚的方向移动，稍微缩短肩膀与脚的距离。双手在身体下方相握，手肘伸直，臀部夹紧、往上，尽量让锁骨靠近下巴。保持 5~10 次呼吸。

*腹式呼吸 让腹部更加紧实

如果自律神经失调的话，食欲就会无法控制，或是因为没睡饱、没睡好，使得身体用吃来代替睡眠。

腹式呼吸又称为横隔膜呼吸，是一种训练横隔膜上下移动的呼吸方法，可增加肺部的空间，获取更多的氧气。因为会不断运用到腹部的肌肉，因此可以让腹部变得更加紧实，而且呼吸时肋骨扩张，骨盆会上下移动，可刺激深层的肌肉群，有助于改善激素分泌平衡，避免水肿、代谢不良、食欲过强等问题。

腹式呼吸可以帮助吸入更多的氧气、减少心脏负荷；活络上半身的肌肉，紧实下腹部、美化线条；按摩腹腔中的内脏器官，平衡自律神经，维持新陈代谢与内分泌的健康。

专家表示不论是平躺、坐着、站着，随时随地都可练习腹式呼吸。呼吸时，应该是深层而缓慢的，初学者如果感觉头晕，可稍作休息之后再继续。

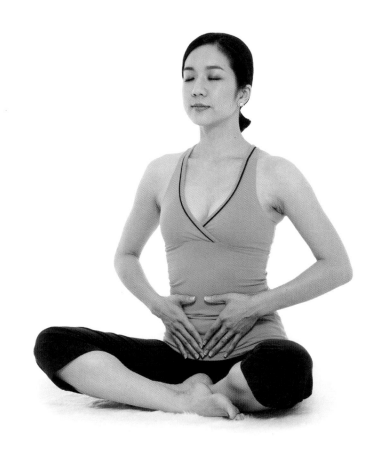

步骤 1：将双手轻放在腹部上，全身肌肉放松，鼻子吸气，感觉腹部向上鼓起。

步骤 2：用鼻子轻轻吐气，腹部慢慢向下扁掉。

步骤 3：慢慢将吐气时间延长到吸气时间的两倍，比如说：吸气 2 拍、吐气 4 拍。

图书在版编目(CIP)数据

十月怀胎专家指导／岳然，杨培峰编著.—北京：中国人口出版社，2012.6

ISBN 978-7-5101-1254-6

Ⅰ.①十… Ⅱ.①岳… ②杨… Ⅲ.①妊娠期—妇幼保健—基本知识

Ⅳ.①R715.3

中国版本图书馆CIP数据核字(2012) 第115836号

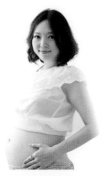

十月怀胎专家指导

岳然　杨培峰　编著

出版发行	中国人口出版社
印　　刷	沈阳美程在线印刷有限公司
开　　本	820毫米×1400毫米 1/24
印　　张	8.25
字　　数	200千
版　　次	2012年7月第1版
印　　次	2012年7月第1次印刷
书　　号	ISBN 978-7-5101-1254-6
定　　价	29.80元

社　　长	陶庆军
网　　址	www.rkcbs.net
电子信箱	rkcbs@126.com
电　　话	(010) 83534662
传　　真	(010) 83515922
地　　址	北京市西城区广安门南街80号中加大厦
邮政编码	100054